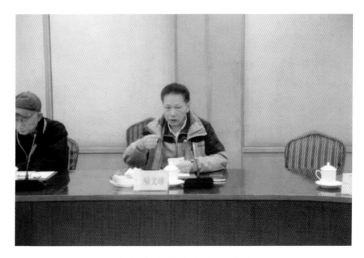

喻文球在学术会议上发言

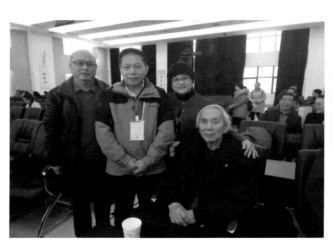

喻文球（左二）与王沛教授（右一）等在一起

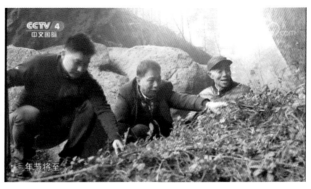

喻文球（中）与喻治达（左一）等讨论中草药

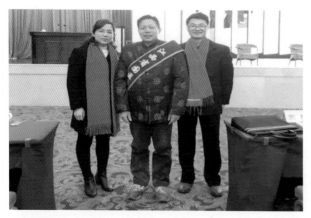

喻文球（中）与第六批师承弟子张全辉（左一）、吴允波（右一）

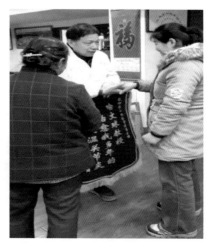

喻文球（中）接受感谢锦旗

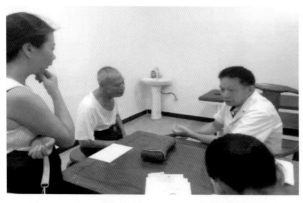

喻文球向患者询问和分析病情

喻文球 临床验案精选

主 审　王万春

主 编　喻文球　喻治达　邱桂荣

中国健康传媒集团

中国医药科技出版社

内 容 提 要

喻文球为当代著名中医皮肤科临床家，本书精选喻文球临床病案近百例，并加以解析。全书分上、下两篇，上篇为疑难病案，彰显了中医药治疗疑难杂症的特色和优势；下篇为临床跟师病案，充分反映了喻文球临床诊治思路和用药特色。全书内容丰富，适合广大中医临床工作者阅读参考。

图书在版编目（CIP）数据

喻文球临床验案精选 / 喻文球，喻治达，邱桂荣主编 . — 北京：中国医药科技出版社，2022.3

ISBN 978-7-5214-3065-3

Ⅰ . ①喻⋯　Ⅱ . ①喻⋯ ②喻⋯ ③邱⋯　Ⅲ . ①中医临床—经验—中国—现代　Ⅳ . ① R249.7

中国版本图书馆 CIP 数据核字（2022）第 029502 号

美术编辑　陈君杞
版式设计　也　在

出版　**中国健康传媒集团** | 中国医药科技出版社
地址　北京市海淀区文慧园北路甲 22 号
邮编　100082
电话　发行：010-62227427　邮购：010-62236938
网址　www.cmstp.com
规格　710×1000mm $^{1}/_{16}$
印张　10 $^{1}/_{2}$
字数　200 千字
版次　2022 年 3 月第 1 版
印次　2022 年 3 月第 1 次印刷
印刷　三河市百盛印装有限公司
经销　全国各地新华书店
书号　ISBN 978-7-5214-3065-3
定价　**39.00** 元

获取新书信息、投稿、为图书纠错，请扫码联系我们。

编委会

前 言

国家发展中医高度重视实行师承战略，我们正在努力实践和进行之中。这一战略促进了指导老师的再学习和再提高，师承研习者也在实践中获得了更多的中医药治疗方法和实践经验，从而提高和升华自己的中医药技能和水平。全国名老中医学术经验传承工作室要求：通过带教和指导中医学术继承人及不同层次中医药院校学生和医生，总结临床经验，发表学术论文和学术著作，多种方法和途径进行名老中医专家学术经验的传承。有鉴于此，喻文球传承工作室以近几年临床工作病例为主体，同时搜集以往临床一些病例资料及讲课课件，编写成《喻文球临床验案精选》一书。

本书分上下两篇，上篇以疑难病案为主，如腰椎结核（流痰）伴瘫痪、肝肿瘤切除术后综合征、象皮腿、穿掘性毛囊炎（多发性蝼蛄疖）等；以及少见病、怪病，如骨髓硬化症、红细胞增多症、上行性脊髓炎、平卧则双目失明等，以上疾病应用中医药治疗获独特疗效，说明坚持应用中医学理论、正确辨证施治的重要性，同时也彰显了中医药治疗疑难病、怪病的特色和优势。下篇为师承者临床跟师病案，以皮肤病、外科病为主，充分反映了喻文球临床诊治思路和用药特色。

本书的编写得到了裴晓华教授和刘良徛教授的大力支持，在此表示感谢！由于编者水平有限，本书尚有不妥之处，诚恳希望读者提出宝贵意见，以便再版时完善。

编者

2021 年 12 月

目 录

上篇　疑难病案

下篇　临床跟师病案

上篇

疑难病案

一、穿掘性毛囊炎

万某，男，49岁，职员，于2016年8月20日初诊，患者因头部发生密集红色结节8个月来门诊求治。现病史：患者诉8个月前无明显诱因头部、胸背部泛发密集脓疮、结节，后渐发展成脓肿，头皮深部形成互通的隧道，伴长期低热。遂至全国多家医院求治，予以甲泼尼龙片、阿维A治疗，病情好转，但一直反复。此次复发后一直服用甲泼尼龙片1日4粒，阿维A1日1粒，开始病情控制尚可，但减量后立即复发，遂来我院寻求中医治疗。患者精神疲软，因病情反复，患者情志抑郁。头部可见多数密集分布蚕豆至钱币大小红色结节，局部皮疹融合成斑块，占头皮面积4/5，多数触之柔软，其上有毛发穿出，部分皮损周边分布孤立不规则钱币大小萎缩性瘢痕，其上无毛发覆盖。患者食纳欠佳，夜寐尚安，二便平，舌质红，苔微黄，脉弦滑。诊断为穿掘性毛囊炎。

1. 辨证

脾气亏虚、湿热蕴结证。

2. 治法

益气健脾，化湿除湿，解毒散结。

3. 方药

（1）内服方　四君子汤合甘露消毒饮加减：南沙参30g、白术10g、茯苓12g、青蒿10g、甘草6g、薏苡仁30g、生地15g、金银花15g、白蔻仁6g、藿香10g、茵陈10g、滑石30g、石菖蒲10g、黄芩10g、连翘15g、荷叶10g。10剂，水煎内服，日1剂，分2次温服。

（2）外洗方　三黄洗剂加减：黄连30g、黄芩30g、苦参30g、生石膏30g、生大黄30g、生甘草30g。将药磨成粉末用浓茶水外擦，1日3次。

（3）嘱患者病情稳定后，甲泼尼龙片每星期减1粒，阿维A1日1粒。

2016年9月3日二诊：患者精神可，头部结节明显消退，皮疹颜色减退；舌质红，苔薄黄，脉弦滑。处方：南沙参30g、白术10g、茯苓12g、金银花12g、石斛30g、玄参30g、甘草6g、当归6g、肿节风30g、荷叶10g、防风10g、白芷10g、川贝母6g、赤芍10g、羌活10g、半边莲15g。15剂，如上法煎服。外用药守上方。患者病情稳定，症状明显改善，甲泼尼龙片改1日3粒，阿维A1日1粒。

2016年9月17日三诊：患者精神可，头部结节大部分消退，皮疹色淡红；舌质淡红，苔薄黄，脉弦滑。守原方加制乳香6g、制没药6g，15剂，如上法煎服。

外用药守上方。甲泼尼龙片减至 1 日 1 粒，阿维 A 1 日 1/2 片。

2016 年 10 月 17 日四诊：患者精神可，诉于 2016 年 9 月 22 日停用西药，仅予以中药治疗，其间病情稳定，头部皮疹完全消退，头皮基本恢复正常皮色。4 天前因出差应酬过饮白酒及食用海鲜，次日头部复发散在数个结节，皮色淡红，立即予以中药外擦，后结节消退，仅见头顶部散在数个淡红色红斑；舌质淡红，苔薄黄，脉弦滑。处方：南沙参 30g、白术 10g、茯苓 12g、石斛 30g、木贼草 10g、谷精草 12g、紫草 30g、土茯苓 20g、金银花 15g、甘草 6g、野菊花 10g、秦艽 15g、半边莲 15g。10 剂，水煎内服，日 1 剂。外用药守原方，1 日 3 次。嘱患者清淡饮食、规律生活、调畅情志、戒烟戒酒。

4. 分析

头部穿掘性毛囊周围炎临床症状与中医学文献中的"蝼蛄疖""蟮拱头"相似。本病多因脾胃虚弱，复感风湿热邪，邪毒蕴结头部，遂形成多发性红肿结节。本案患者因平素喜食肥甘厚腻之品，导致脾胃受损，水湿运化不利，痰湿内生，日久痰湿壅盛，阻遏阳气外达，加之外感风湿热邪，内外之邪搏结于皮内毛根处，使局部经络气血运行不畅，日久则形成多发性红肿脓血交积之包团。治宜益气健脾、化湿除湿、解毒散结。处方在四君子汤益气健脾的基础上合清热解毒、芳香化湿、软坚散结类药物辨证加减，外用三黄洗剂，内外结合，标本兼顾。患者初诊时暂维持激素、阿维 A 药物治疗，待症状改善后逐渐减量，最后停服西药病情未见反复，取得了不错的疗效。

（喻治达　沈丹丹）

二、左股骨骨折术后不愈合

田某某，男，17 岁，1998 年 6 月 25 日来诊。患者 3 个月前因左股骨中下 1/3 骨折在某医院骨科住院治疗。医生予以手术切开复位和内固定手术，加石膏托外固定，术后多次 X 线复查示骨折处不长骨痂不愈合。现症：患者肥胖，双大腿丰隆粗壮；左大腿略有肿胀，手术创面愈合，瘢痕微红，肤色较健侧暗淡无光泽，轻度压痛。X 线示：左大腿股骨中下 1/3 斜行骨折，内固定钢板影，不长骨痂。神疲，怕风，乏力，时自汗，大便日 1 次、稀溏，面色不华，舌质淡红，苔白腻，脉细数。

1. 辨证

脾肾精气亏损、痰湿浊邪瘀阻证。

2.治法

健脾补肾，温阳化痰，调和气血。

3.方药

八珍汤合理中汤、二仙汤加减。

太子参15g、白术10g、茯苓12g、甘草6g、法半夏10g、陈皮10g、广木香10g、砂仁10g、当归10g、川芎10g、生地12g、赤芍10g、仙茅12g、淫羊藿12g、海龙6g、海马6g、茜草10g、丝瓜络6g、干姜10g、制附子6g、黄柏10g、苍术10g、川牛膝10g、台乌10g、神曲20g、白蔻仁10g。7剂。

1998年7月2日：纳食增进，面色红润，精神振作，肿胀消。原方再进7剂。

1998年7月10日：昨日X线示有骨痂生长。守方加骨碎补15g、巴戟天15g、肉苁蓉15g、熟地30g、蚕沙30g，去黄柏、苍术、白蔻仁。7剂。

1998年7月17日：守方再进7剂，昨日已去石膏托，可扶持下床行走。

1998年7月28日：X线示骨折愈合，7月29日出院。守上方15剂后，停服中药。

4.分析

骨折的肿胀、肌肉丰厚、疼痛牵拉、接合部位因封钢板可能松动或组织嵌入，加上瘀血、精气血亏损、寒湿热蕴滞等原因，都可成为妨碍骨折愈合的因素。且病变已3个多月，多有气血的耗损。故治以扶正祛邪。八珍汤补气血，二仙汤补肾阳，海龙、海马补肾精以充填骨髓，精气血充养骨髓以助骨痂的生长和骨折愈合；二陈汤合香砂六君子健脾化滞、行气理湿化痰，促进气血化生和湿痰代谢产物的化解；附子理中汤振奋脾肾和温肾阳，加强散寒湿、化痰浊功能，促进肾阳的气化和脾阳的生化，使骨痂生长。为加强补肾，以巴戟天、肉苁蓉助之，熟地合四物汤补阴阳而助阳气、化精血。恐其熟地滋腻故用蚕沙化湿防腻，这是喻老师用药重要特点。

我们问喻老师为什么要用骨碎补，喻老师说，古人取名是有依据的，骨碎了则用此药补，有促进愈合作用。

（喻治达　沈丹丹）

三、平卧则双目失明

2018年5月的一天上午，有来自抚州的两兄弟到国医堂找喻老师，非常着急地说，他们72岁老母亲，平卧睡觉则没有视力，两眼发黑，什么也看不见。在当地医院住院检查治疗，做了脑 CT 及其他检查，未发现异常。平素血压偏高，轻微胃炎，吃药血压控制还好。现在住院治疗 7 天没有效果。平卧和侧卧均无法视物，坐起才有视力，伴轻微头晕、烦躁恐惧。因患者无法乘车来南昌看病，请喻老师开方治疗。

喻老师认为，躺卧看不见，应与痰浊蒙蔽睛窍有关；湿浊趋下，坐起来站起来则痰湿浊邪向下，而头脑睛明不被蒙窍，故有视力。患者偏于肥胖，痰浊自然也较多；平素高血压，肝阳上亢、肝阴不足；脾胃也较虚弱，有痰湿内生之病机。

此病西医虽经系统检查仍然诊断不明。此病证也实属少见，一个字，"怪"。喻老师说，怪病也有它发生发展变化的机制，应该透过现象看本质。中医常说"怪病多痰""怪病多瘀"。痰浊蒙蔽睛窍，亦可阻滞眼睛的气机运行，故用化痰祛浊、化瘀通络的方法治疗。

1. 辨证

痰浊蒙蔽睛窍，阻滞眼睛之气机。

2. 治法

化痰祛浊，行气散瘀，通络开窍。

3. 方剂

二陈汤、补阳还五汤、通窍活血汤加减。

法半夏 10g、陈皮 10g、甘草 6g、茯苓 12g、远志 10g、胆南星 10g、赤芍 10g、川芎 10g、当归 10g、干地龙 10g、生黄芪 30g、红花 6g、大枣 3 枚、生姜 3 片、鲜葱 3 根、石菖蒲 10g、楮实子 30g、石斛 20g、天麻 10g、钩藤 6g。3 剂，1 日 1 剂，煎 2 次服。

患者服用中药 1 天 2 次，第二天平卧侧卧都能看见，非常高兴。吃了 3 剂中药就全部好了。不头晕，头脑轻松，心情愉悦。嘱再服 2 剂。后调整方药：法半夏 10g、陈皮 10g、甘草 6g、茯苓 10g、太子参 12g、白术 6g、广木香 10g、砂仁 10g、楮实子 20g、谷精草 20g、枸杞子 10g、菊花 6g、钩藤 6g、远志 10g、石菖蒲 6g、丹参 10g。7 剂。完全好了。

随访，患者已正常生活，家务劳动、外出远门都能自理。

4. 分析

本病处方用药，二陈汤促脾化痰、祛浊化湿，通窍活血汤行气活血通窍、化瘀通络，为什么用补阳还五汤呢？因为患者没有任何外因及过多相关宿疾而发病，应考虑气虚血瘀，补气才能推动气血之运行。用石菖蒲辛香开窍；楮实子、石斛补肝胃之阴而养目明目；天麻、钩藤平肝阳。我院原眼科主任殷老师常说楮实子内服可明目、增强视力。与诸药配伍应用，果应其验。喻老师认为，临床辨证施治固然重要，但他人经验成果的应用也是非常重要的。汲取别人成功经验，我们应该感谢他们的探索和发现对我们的裨益和提升。

（喻治达　沈丹丹）

四、腰椎结核（流痰）伴瘫痪

1981年9月，中医学院78级学生周某某在德安县人民医院见习时，有1位78岁的蔡姓老太太腰椎结核在该院住院治疗。该患者数个溃口流脓，合并瘫痪，大小便不能自理，靠导尿及人工通便排便，因中西医治疗及抗结核治疗效果不好出院。周姓同学介绍患者家属找喻老师治疗。

在患者家属的诚恳邀请下，某周日清早，喻老师坐火车到德安。患者侧卧床榻，面色苍白气息较微弱，精神差，纳差，靠他人喂食，怕冷。第四、第五腰椎处稍膨突，肤色苍白而萎缩没弹性。溃脓口有三处，其一在尾髓处，其二在右胯腹部，其三在右臀部。疮口疮色淡白，脓液清稀夹有絮状物。家人用黄纱条引流换药。大便不畅通，如羊粪，每日靠家属用镊子镊出，或用石蜡油引导。有时有低热（37.5～37.8℃）。患者舌苔薄而少，舌质泛红，脉细弱。诊断：流痰，瘫痪，营养不良，结核菌中毒症。

1. 辨证

气血两虚，脾肾亏损，痰浊瘀滞。

2. 治法

补益气血，调补脾胃，化痰祛浊。

3. 方药

人参养营汤加减。

红参10g、白术10g、茯苓12g、法半夏10g、炙甘草10g、炙黄芪30g、当归10g、熟地20g、蚕沙20g、川芎10g、赤芍10g、桔梗10g、白芷10g、龟甲15g、鳖甲15g、鹿衔草15g、猫爪草10g、海龙10g、海马10g、陈皮10g。7剂，每日1剂，分3~4次煎服。

换药处理：七三丹药线引流，外盖铅丹硬膏、拔毒膏，1日1换。

培训家属中医换药技巧及有关护理事项。留下7天的换药药线和膏药。

7日后再次来到患者家中，患者情况大有改观。①精神好，能对答言语。②有食欲，吃东西比前要求多而且多样化。③气色好转，肤色脸色转红润有光。

④疮口红活，脓液变稠而减少。⑤双下肢知觉还好，可做轻度伸屈。再守上方 7 剂，换药同前。

又 7 日后第三次来到患者家中，患者已能下床，由他人搀扶行走，二便通畅，在他人辅助下能自解。疮口基本无脓液，红活好看，窦道很浅。中药守上方去猫爪草、龟甲、鳖甲，加广木香 10g、砂仁 10g、神曲 15g。再进 15 剂。只贴膏药不用药线引流。

15 日后第四次来患者家。患者疮口已愈合，二便自主排解，诸症悉平。

4. 分析

喻老师认为，此类患者看起来难治，但辨证论治对头，处理得当，极易康复。

人参养营汤适用于气血大亏者，若虚证尚有大量痰湿者则不能用。此患者病证虽有痰湿，但在补中稍加二陈等化痰，仍应不失时机应用。如按部就班以生化痰湿之邪、行气健脾、祛邪为主则贻误治疗。

猫爪草、鹿衔草是抗肺外结核的良药，鹿衔草对肺结核效果也很好。1977 年 7 月喻老师在黎川县武夷山区宏村孔源医疗队时，看到宏村街上有山民在武夷山采摘的新鲜鹿衔草（好看极了），当地患肺结核病的朋友买去炖猪肉吃，对肺结核低热很有效果。

（喻治达　沈丹丹）

五、药物不良反应

1. 葡萄糖酸钙案

章某某，女，25 岁。准备在国庆节结婚，结婚前 3 天不明原因全身起风团、瘙痒较剧，为求快速治好，除了口服抗过敏药外，还加用 10% 葡萄糖酸钙针 10mL+50% 葡萄糖注射液 40mL 静脉推注，时值雷雨大作，突然停电，致使护士推注药液未入静脉内而渗漏于右肘弯的皮下，当时感轻度肿痛，半小时后右臂高度红肿灼热，以关节屈侧为甚，触之坚硬，应用硫酸镁溶液热敷，无效，局部肿痛加重，患者大惊，众医护无策。请喻老师诊治，遂取 3g 真牛黄，嘱众人吐口水于盆中调匀牛黄成黄色液，用干净毛笔蘸药液反复涂搽于患处，约半小时后肿胀明显消退，右肘关节能活动弯曲，约 1 小时后痊愈。

分析： 牛黄息风止痉、清心肝热、化痰开窍、清热解毒。息风止痉，本病情进展极速，多是风邪所致；清心肝热，诸痛痒疮皆属于心，木火相煽故热毒甚；化痰开窍，肿胀多为痰致，痰邪阻滞于手臂经络之窍，不通则肿痛；清热解毒，葡萄糖酸钙若注于脉中可祛风解毒，注于脉外则结成瘀毒。加之口水（涎液）为胃津作为使药，能加强解毒消肿。葡萄糖酸钙针剂属钙制剂，注于脉管外皮肤肌肉组织，会发生组织坏死的严重后果，单用牛黄一味外治治愈本病证，避免了肢体伤残。

2. 制马钱子案

蓝某某，男，47岁。因阳痿不举，经治不效。他医处予单方制马钱子3g，嘱打粉末，每次0.25g开水冲服，2次/日，共服6日。患者不遵医嘱，急于功效，将3g制马钱子粉1次温开水冲服，40~50分钟后出现腰部强直、四肢抽搐、呼吸急促、心慌、口中流涎、步态不稳，急来就诊。检查生命体征大致正常。处予：小叶野鸡尾50g、生甘草15g，煎水500mL，分数次服下。服药毕，抽搐诸症平复而康。

分析：马钱子活血通络止痛，因其含有番木鳖碱（士的宁）有兴奋中枢和兴奋脊神经作用，故现代临床用于治疗阳痿。制马钱子通过炮制后毒性降低，但1次口服3g粉，亦属过量，引起药物不良反应。小叶野鸡尾（乌韭）和甘草都有解毒化毒作用。从症状上分析强直和抽搐等属肝风内动，此为马钱子毒诱动肝风，应着重解马钱子毒，不必拘泥于肝风，清除马钱子毒则肝风自愈。

3. 问题与讨论

安宫牛黄丸安的是什么宫？人体有大大小小不同功能的"宫"，这些宫都有外在保护膜，如：细胞宫之细胞膜，细胞膜上的溶酶体宫及其外膜，各组织器官之包膜或外膜，各种防御功能所形成的保护膜，如透明质酸形成的炎性保护圈——"护场"，这些都包含了宫和膜的关系。安宫牛黄丸之所以能够安宫保护各种细胞及组织器官、防御系统功能，关键在于其可护各类宫之膜，如其能稳定细胞膜溶酶体，则不至于溶酶体提前破裂而溶解细胞之宫。喻老师认为安宫即护膜。所以不但可以口服安宫牛黄丸，还可用属安宫牛黄丸性质的清开灵、牛黄等治疗重症药物性皮炎，其疗效贵在安宫和解毒。

（吴永波　张光军）

六、唇癌

某某，女，时年46岁，右下唇有红缘状、溃疡、翻花状，痂皮与溃疡翻花交替出现，渗流少许血水样脓液。经省多家医院及上海某医院诊断为唇癌（鳞状上皮细胞癌）。患者不接受手术治疗，进行了几个疗程的化疗和放疗。半年过去了，下唇肿胀，溃口翻花与结痂交替出现，渗出少许血水分泌物，伴颌下颏下淋巴结肿大。张口不利，进食艰难，咽部不适，大便难解，睡眠不佳，月经紊乱，心情急躁。患者此证系多年来下唇小硬块发展而来，逐渐增大、溃烂翻花、结痂。舌苔薄黄，舌质红，脉细数。

1. 辨证

脾胃湿热，痰浊毒瘀。

2. 治法

清浊化痰，养胃阴，清胃热。

3. 方药

（1）内服方　平胃散合清胃散加减。

苍术 10g、厚朴 10g、陈皮 10g、甘草 6g、升麻 10g、黄连 5g、生石膏 20g、知母 10g、麦冬 12g、川牛膝 10g、川贝母 10g、僵蚕 10g、白芷 10g、半枝莲 15g、猫爪草 10g、山慈菇 10g、石上柏 15g、石见穿 15g、天花粉 15g、制乳香 6g、制没药 6g。7 剂。

（2）外用方　六神丸研末干掺或茶水调糊外搽，1 日 3 次，不包扎。

7 日后，肿胀消减，渗出干涸，疮面收缩。效果很不错，守方 7 剂，外治同前。

再 7 日后，肿胀基本消除，颌下颏下淋巴结无肿大，口唇疮面收缩，范围变小，结薄痂。修正处方：生黄芪 15g、金银花 12g、当归 10g、甘草 6g、防风 10g、白芷 10g、陈皮 10g、赤芍 10g、川贝母 10g、天花粉 15g、制乳香 6g、制没药 6g、石上柏 15g、石见穿 15g、半枝莲 15g、僵蚕 10g、蒲公英 15g。15 剂。

15 天后，肿胀全消，口唇疮面愈合，各项检查也基本正常。要求再服上方巩固。守方 15 剂后停服中药。

嘱患者正常生活，适当忌口，正常工作。后来几次回访一切良好。患者于 2020 年 10 月底来门诊看皮肤过敏，诉一切正常，现已退休。

4. 分析

患者来诊时，情况确实不好，放化疗结束 2 个多月，未有好转，且肿胀加大，渗流血水，颌下颏下淋巴结肿大。患者很着急，寄希望于中医。

脾胃同开窍于唇口，脾湿浊痰瘀阻、胃火煎熬而溃烂。故应当调脾胃。平胃散说是"平胃"实际上是"燥脾"，燥湿化痰化浊。清胃散养胃阴、清胃火，加上其他配药，祛风理湿化痰、解毒抗癌，故能较快见到明显效果。这极大地鼓舞了患者的信心。信心也是战胜疾病的力量。

四妙散益气清热、托毒外出，仙方活命饮祛风清热、化湿化痰、和营消肿、托毒，补托兼施，解毒透邪，于内解毒化毒，并托毒外出，故能取得圆满疗效。

另外六神丸外用也很重要，其中有蟾酥，其解毒化毒之功不可忽视。

（喻治达　沈丹丹）

七、银屑病

12年前某出版社编辑经人介绍带着孙女来看病。其孙女个高，皮肤洁白，全身泛发红斑鳞屑性皮损已 1 年余，给这个俊俏女孩的容貌带来了巨大的损害。女孩心情很不好。

患者头上尽是鳞屑，有的覆盖了头发，头发打结成束，头皮红肿搔抓出血；面部红斑伴有淡黄色鳞屑，牢牢地依附在面部；浑身上下散播性红斑鳞屑性皮损。

喻老师安抚了患者和家属，说明会想办法尽力治疗，提出了很多注意事项和具体要求。

喻老师认为患者 16 岁尚未成年，脾常不足、肝常有余，应重在调理脾胃和条达肝气，而不应该重在解毒泻火。并指出"有诸于内必形诸于外"，外在这些现象都是脏腑蕴毒发生的，应重在调脏腑。

1. 治法

健脾除湿，疏肝理气，解毒化瘀。

2. 方药

（1）内服方　香砂六君子、二陈汤、逍遥散、五味消毒饮合方化裁。

太子参 10g、白术 10g、茯苓 10g、甘草 5g、广木香 10g、砂仁 10g、法半夏 10g、陈皮 10g、竹茹 5g、枳实 10g、当归 10g、生地 12g、柴胡 10g、黄芩 10g、薄荷 10g、青黛 5g、贯众 10g、山豆根 5g、紫草 15g、金银花 10g、生槐花 10g、蒲公英 15g、野菊花 10g。7 剂，日 1 剂，煎 2 次服。

（2）外洗方　千里光 30g、鱼腥草 30g、野菊花 30g、荆芥 30g、葎草 30g、陈皮 30g、枳壳 30g、百部 30g、地榆 30g、甘草 30g。7 剂，1 日 1 剂，煎水 3000mL。其 2/3 掺热水进行盆浴，其 1/3 分数次用小毛巾全身搽擦当外用药。并应用婴儿用护肤霜外搽保护皮肤。

经上述 7 日治疗，瘙痒改善，红斑变淡，鳞屑减少，心情好。

继续 7 天治疗，症状好了近半。

再进 7 剂内服和 7 剂外洗。稍有红斑及细鳞屑，稍有干燥。

调整治疗方案：健脾养肝，解毒润肤。

方药：北沙参 20g、麦冬 10g、生地 12g、当归 10g、枸杞子 12g、川楝子 10g、太子参 10g、白术 10g、茯苓 10g、甘草 6g、法半夏 10g、陈皮 10g、竹茹 6g、枳实 6g、黄连 3g、干姜 3g、紫草 15g、青黛 5g、贯众 10g、生槐花 10g、金银花 10g。7 剂。外洗外搽同前方法。红斑基本消退，鳞屑很少，不痒，皮肤不燥。

守内服方 1 个月巩固疗效，间断使用外用药盆浴。经 3 个月治愈。

患者后来上大学，读硕士、博士，现在北京工作。结婚生育，一切都好。

3. 分析

银屑病的治疗应以调理脾胃、舒发肝气、解毒化湿为大法，后期则以养肝为主，同时还应调理脾胃。

本方中青黛泄肝热；生槐花治肠风下血亦可治肺热，宣肺清肺，凉皮毛之血热；山豆根清上利咽，使邪毒出口鼻。外洗药亦是重要治疗手段，可达到邪毒从外而解的功效。

（沈丹丹　喻治达）

八、成人斯蒂尔病

詹某，女，18 岁，江西师范大学学生。近年来间歇性发热反复发作，伴风团红疹，时发时消，关节酸痛，咽喉不适，肌肉酸痛乏力。血常规白细胞升高，肝功能转氨酶升高，免疫球蛋白测定 IgG、IgM 升高，尿蛋白（+~++）。上半年并发胸膜炎在某院住院治疗。

患者经省级以及上海、北京等医院检查治疗确诊为"成人斯蒂尔病"，经激素、甲氨蝶呤及止痛药等治疗，未能有效控制。现以间歇性发热（38~39℃）、出汗、关节肌肉痛、乏力肢软为主要症状。

喻老师察看患者，分析病情，认为其间歇性发热是表里不和、气阴两虚、卫表不固所致，应抓住主要矛盾，从退热入手。

1. 辨证

表里不和，气阴两虚。

2. 治法

调和表里，益气养阴。

3. 方药

小柴胡汤、参脉饮合补中益气汤加减。

麦冬 10g、五味子 10g、生黄芪 30g、防风 10g、白术 10g、秦艽 10g、楤木

20g、首乌藤15g、陈皮6g、升麻6g、柴胡10g、山茱萸10g、法半夏6g、黄芩6g、甘草6g、当归6g、半枝莲15g、泽泻6g、苦参6g、太子参10g。7剂。

7剂后发热退至37~38℃，发热次数少，肌肉有酸痛。守方加苍术10g，去苦参。又进7剂。

7日后复诊：发热基本消退，夜卧安宁，尚有肌肉关节酸痛。守方加乌韭15g、黄柏10g、五加皮10g。7剂。

7日后复诊：已经4日不发热，关节肌肉疼痛大减，但近日发风团增多，而且有作痒。予以补中益气汤加减：蜂房10g、升麻6g、益母草15g、黄芪30g、白术10g、陈皮10g、太子参10g、神曲10g、乌韭15g、枣皮10g、柴胡10g、当归6g、甘草5g。7剂。

7日后复诊：肌肉关节疼痛大减，不发热，但有皮肤风团红疹作痒。处方：黄芪30g、地肤子30g、肉桂6g、制附子6g、党参12g、白术12g、茯苓12g、赤芍12g、白芍12g、当归12g、熟地15g、川芎9g、乌梢蛇9g、炙甘草9g。7剂，1日1剂。

7日后，患者体温正常，不发风团不痒，关节肌肉疼痛很轻微。诸症平息，正常上学。开始撤减激素、免疫抑制剂等西药。中药处方如下：秦艽12g、蚕沙20g、熟地20g、黄芪30g、桂枝6g、当归6g、升麻10g、柴胡10g、玉竹10g、太子参15g、山茱萸12g、蜂房15g、半枝莲15g、楤木20g、鬼箭羽20g、首乌藤15g、神曲20g、陈皮10g、白芍10g、甘草6g。15剂。此方加减服药近3个月。西药激素、免疫抑制剂、止痛剂、护胃剂等全部停服，并观察2周一切安好，各种理化检查、免疫学检查都大致正常。停服中药。

患者毕业后在江西某学院任教。结婚，生育二胎，子女健康活泼。2020年11月来我院体检特意来诊室告知，一切安好，家庭幸福。

4. 分析

成人斯蒂尔病，又称"变应性亚败血症"。是一种原因不明的长期间歇性发热。

这个患者来求诊时，是经过很多治疗都没有多大效果的，患者及其家人急切需要看的疗效是退热。喻老师认为，这个热非实热，是虚热，气虚、气阴两虚发热，合并表里失和，故用此方，退热效果很好，鼓励了患者及家人，树立了战胜疾病的信心。接着又关注关节肌肉痛等问题，用了祛风活血药。这个好理解，但为什么还要用附子、肉桂呢？喻老师分析，患者发热过久伤气伤阴伤阳，补了气阴之亏，也应适当扶阳，补阴阳气血之亏损，分步实施，不能在发热之时去温阳。

后期病理产物是毒瘀互结，不把这些毒邪祛除，则复发的可能性大，故在补益气血的基础上，应用秦艽、蚕沙、蜂房、半枝莲、楤木、鬼箭羽、首乌藤等祛风化湿、解毒化浊、化瘀通络之品，使病理产物得以清除，更利于恢复阴阳气血、脏腑、经络的生理功能。

（沈丹丹　喻治达）

九、骨髓硬化症

陈某某，男，50岁，某某区干部。1998年9月来诊。患者周围血象白细胞升高，红细胞及血红蛋白减少至正常60%，低热，腹胀大，腹水，呼吸受影响，脾脏超常肿大，腹大如鼓，胃纳不佳，大便稀溏、日行2~3次，乏力肢软，面色萎黄，消瘦，精神差。一直西医药激素等治疗。经上海两大医院、省某医院住院检查治疗，诊断为骨髓硬化症。病程已有1~2年，西医药疗效不佳，由于脾肿大越来越严重、贫血不能纠正来找中医治疗。现症见：低热，乏力，神差，纳差，便溏，腹大，呼吸不利，舌苔白，舌质淡，脉细。

1. 辨证

中气亏损，虚阳上浮，湿困脾机。

2. 治法

甘温除热，健脾化湿，利水行气。

3. 方药

补中益气汤加减。

生黄芪20g、白术10g、陈皮10g、升麻10g、柴胡10g、红参6g、甘草6g、当归10g、神曲30g、山楂20g、茯苓12g、法半夏10g、连翘15g、谷芽20g、麦芽20g、鸡内金15g、广木香10g、砂仁10g、秦艽12g、黄芩10g、生姜3片、大枣3枚、楤木20g、鬼箭羽20g、半枝莲15g、赤芍10g、牡丹皮10g。15剂，1日1剂，煎2次服。

服药半个月后，腹胀见消减，自觉胸腹都轻松，精神振作，纳食增进，二便通调，低热已退。舌苔薄白，舌质淡红，脉细。守方加丝瓜络6g、九香虫12g。20剂。

20多天后复诊，精神正常，有力气，正常工作。腹胀大消，但脾仍肿大，纳食佳。血常规化验：白细胞略高，红细胞和血红蛋白接近正常。原方去生姜、大枣、秦艽、黄芩，加仙茅10g、淫羊藿10g、菟丝子20g，去红参改太子参15g。30剂。

1个月以后来诊，腹稍胀大，脾肿大缩小，血象正常，二便调畅，睡眠稍差，舌苔薄白，舌质淡红，脉弦细。处补中益气汤、五苓散、二陈汤加减化裁。

生黄芪20g、白术6g、陈皮10g、升麻10g、柴胡10g、太子参15g、甘草6g、当归10g、茯苓12g、泽泻10g、桂枝10g、猪苓10g、广木香10g、砂仁10g、法半夏10g、竹茹6g、枳实6g、槭木20g、鬼箭羽20g、绣花针15g、半枝莲15g。30剂。

又1个月以后，除脾尚有肿大、腹稍不适以外，其他基本正常。停服中药，患者正常生活工作。

4.分析

骨髓硬化症使骨髓增生硬化，不能自主造血，而进行髓外造血，靠脏腑造血以适应身体功能需要，故而引起贫血、白细胞增多、脾肿大、腹胀大、腹水、发热等。西医应用激素治疗，也不能逆转病机。

本病例应用补中益气汤升举清阳、降泄浊气，五苓散化气利水、消肿除胀，保和丸消食导滞，加之软坚散结、活血化瘀、行气化滞而获疗效。本病例从治疗15天后即开始减激素及其他西药，经1个多月把所有西药停了而专吃中药。

骨髓硬化症病理机制十分复杂，中医药治疗本病证，应参考西医发病机制，但不被这些理论束缚，重要的是辨证论治，抓住主症进行施治。本病例中气不足、清阳下降、浊阴凝滞、气机痹阻是其根本问题，解决了这些问题就消除了致病机制和致病因素，至于已经肿大多年的脾脏，要达到完全恢复正常是困难的，关键是恢复和促进骨髓造血。

（喻治达　沈丹丹）

十、红细胞增多症

某某，女，45岁。经本省级医院及上海某院确诊为红细胞增多症。病程已有2年余，曾在上海住院治疗。血常规红细胞7.2×10^{12}/L，或有发热，面红，口唇紫绀，浅表淋巴结肿大，皮肤瘙痒，乏力肢软，易疲倦，上楼喘气，头晕，经常晕倒。目前依赖干扰素维持，300万U皮下注射，2日1次，不打即晕倒。因打听到喻老师能治自身免疫性疾病，因而来就诊。时值夏秋之交。现症：面红赤，口唇紫绀，间断性发热，困倦乏力，易疲劳，经常晕倒。舌苔白腻微黄，舌质淡红，脉细数。

1.辨证

中气下陷，虚阳上浮。

2. 治法

升举清阳，清浊化痰。

3. 方药

补中益气汤合二陈汤、甘露消毒饮加减。

生黄芪 20g、白术 10g、陈皮 10g、升麻 10g、柴胡 10g、太子参 10g、当归 10g、法半夏 10g、甘草 6g、茯苓 12g、枳实 6g、竹茹 6g、厚朴 10g、苍术 10g、白蔻仁 10g、藿香 10g、茵陈 10g、滑石 30g、石菖蒲 10g、薄荷 10g、射干 10g、知母 10g、黄芩 10g、连翘 10g。7 剂，1 日 1 剂，煎 2 次服。

药服 7 剂，发热除，有些力气，上楼也不大累，脸上尚有红斑，口唇紫绀改善变淡。这 7 天只打过 1 次干扰素，舌脉基本同前。守前方，再进 7 剂。

又服药治疗 7 日，有力气，面红、口紫绀改善，纳食增进，睡眠好，腹不胀，大便通畅。这 7 天没有打干扰素。舌苔白，舌质淡红，脉细。守上方去厚朴、苍术，加神曲 20g。7 剂。

治疗 7 日后，口唇紫绀已消，面部尚有红斑但无灼热。查血常规红细胞 5×10^{12}/L。原方去神曲、连翘，加地骨皮 12g、黄柏 10g。已停打干扰素及停服其他西药。

后中药处方进行调整：保留补中益气汤、二陈汤，加生脉饮。黄芪 20g、白术 6g、陈皮 10g、升麻 6g、柴胡 6g、太子参 10g、甘草 6g、当归 10g、法半夏 6g、茯苓 12g、麦冬 12g、五味子 10g。经 1 个月的中药内服巩固疗效，患者血常规正常，体征也大致正常，面部尚有些红斑。

3 年后 2020 年 9 月 12 日，患者顺道来喻老师诊室，说正常生活和工作，只是面部还是有些轻度红色。

4. 分析

红细胞增多症可因肿瘤、大量脱水致血浓缩以及免疫因素等诱发。本病发病机制非常复杂，也没有特别好的治疗方法。西医治疗主要用干扰素皮下注射、预防血栓和出血、抑制骨髓增殖等方法。临证时不要被西医理论束缚，寻找中医学发病规律和机制，对准病机辨证治疗。

本病例面红发热为虚阳上浮，乏力肢软为中气下陷，喻老师结合时令和兼症组方用药，取得满意的疗效。这种病后期有可能引起骨髓硬化贫血，但数年后患者一切情况正常，说明中医药在调节造血系统功能、祛除病邪、恢复阴阳气血平衡方面有可靠疗效。

（喻治达　沈丹丹）

十一、长期阵发性剧烈头痛

某某，女，51 岁。诉阵发性剧烈头痛 1 个来月。疼痛时双眼发黑或冒火星，伴恶心和头晕感，怕冷，每日阵发性头痛 7~8 次，每次持续 15~20 分钟，而后也不能全部消减，即 24 小时都有轻度头痛，但阵发性加剧。在县、市、省及上海等多家医院做了很多检查，排除脑部占位性病变及脑血管疾病。开始吃止痛药有些效果，后来吃止痛药也没用。

患者形容憔悴，痛苦面容，诉头痛不适，诊察时患者有一次持续 10 多分钟的剧烈头顶及全头痛，缓解后仍有一些疼痛。时值 5 月，患者怕冷，穿衣服较常人为多，口不渴，纳食不佳，已停经数月，夜晚难安稳睡觉，严重失眠状，大便 1日 1 次，舌苔薄黄，舌质淡红，脉细弦。喻老师了解病情，翻阅患者各地医院诊疗资料，再询问患者曾经到过哪些地方、有什么生活嗜好。患者诉到过鄱阳湖地区、长江边、北上广等地区。喜欢吃火锅涮猪肉，即新鲜猪肉切薄片，在沸汤中涮了就吃。这一生活习惯引起喻老师重视。

1. 辨证

患者头顶剧痛现象，为厥阴头痛，加之从生活习惯考虑，可能与寄生虫有关系。在各地医院诊断的基础上，拟判断为脑囊虫病。

2. 治法

调摄厥阴。

3. 方药

乌梅汤加减。

乌梅 10g、花椒 6g、细辛 3g、黄连 5g、甘草 5g、柴胡 10g、枳壳 10g、白芍 10g、干姜 6g、川芎 10g、白芷 10g、羌活 10g、荆芥 10g、防风 10g。3 剂，1 日 1剂，煎 2 次服。

服药 1 剂，头痛有些缓解。服药 3 剂头痛发作程度及发作频率都有改善，患者诉有怕冷及恶心感。守方加吴茱萸 5g、太子参 12g，进 3 剂。3 剂药后基本不太头痛，诸症进一步改善。又再进 3 剂，基本无头痛，患者心情愉悦。

4. 分析

喻老师分析这个案例时说，对于辗转各地的严重患者，可能存在没有被发现而且会忽略的病因。该患者什么检查都做了，就是查不出原因，但头顶痛及嗜食涮肉片给予医生启示。脑囊虫幼虫或虫卵经过血管来到大脑某部寄宿下来，灰白小结节，很难查出来。通过疑似诊断，对治疗起了很大的作用。

乌梅汤的组方特色是药备五味：辛、酸、苦、辣、甜。也就是人生五味都尝了，也就麻木了。若用于治蛔厥，蛔虫麻木止腹痛，随大便排出体外。用于治囊虫脑厥，则囊虫消安而头痛止，这与治蛔厥腹痛或胆道蛔虫是一样的道理，辨证论治通借而已。

（喻治达　沈丹丹）

十二、系统性红斑狼疮

有一个江西师大艺术系毕业的女生，在厦门工作。该女生患有系统性红斑狼疮，在当地治疗，病初高热、关节肿痛，应用大剂量激素、免疫抑制剂等药物治疗，症状得到部分缓解，高热变低热，关节疼痛，满月脸，腹大，步行艰难。回江西找喻老师治疗。

患者 25 岁，低热 37.5℃以上，出汗较大，满月脸，水肿性红斑，腹胀大，关节酸痛，大便稀溏，精神差，乏力，肢软，行走要人扶持，上楼无力。血常规：白细胞 10×10^9/L 以上。尿常规：尿蛋白（+++）。纳食较差，睡眠欠佳，月经量较少。舌苔黄，舌质淡红，脉细。

1. 辨证

气阴双亏，毒滞络阻。

2. 治法

益气养阴，清热解毒，祛风化滞。

3. 方药

参脉饮合补中益气汤加减。

太子参 12g、白术 10g、茯苓 12g、甘草 6g、麦冬 6g、五味子 10g、广木香 10g、砂仁 10g、生黄芪 30g、陈皮 10g、升麻 10g、柴胡 10g、当归 10g、紫草 15g、地骨皮 12g、秦艽 15g、首乌藤 15g、熟地 20g、蚕沙 20g、泽泻 10g、桂枝 10g、猪苓 10g、益母草 20g、蝉蜕 6g。7 剂，1 日 1 剂，煎 2 次服。

当时患者用药：泼尼松 8 片 / 日；氢氯喹 1 片 / 次，2 次 / 日；雷公藤多苷片 3 片 / 次，3 次 / 日。调整为：泼尼松片 6 片 / 日；氢氯喹 2 片 / 日；雷公藤多苷片 6 片 / 日。

经 7 日治疗，患者症状好转，不发低热，面红减退，大便能成形，出汗减少，精神好转，饮食增进。守方再进 7 剂，三种西药用量同前。

7 日后诸症进一步改善，且关节不太痛，行走自如，上楼不累。化验血常规：白细胞 10×10^9/L 以下。尿常规：尿蛋白（＋）。

调整治法：益气养阴，健脾养肝，解毒通络。

方药：太子参 15g、白术 10g、茯苓 10g、甘草 6g、广木香 10g、砂仁 10g、麦冬 10g、五味子 10g、山茱萸 12g、枸杞子 15g、秦艽 15g、首乌藤 15g、益母草 20g、蝉蜕 6g、车前子 10g、金银花 15g。15 剂。泼尼松 6 片／日，氢氯喹 1 片／日，雷公藤多苷片 6 片／日。

继续应用益气养阴、健脾理湿、通络化滞、解毒化瘀的治疗法则和方药，治疗近 5 个月，雷公藤多苷片停服，氢氯喹停服，泼尼松停至 1 日 1 片维持。随后 3 个月治疗亦基于上述原则和方药施行，泼尼松及其他西药均停服。

中药上方出入服药近 1 年，抗核抗体转为阴性，血常规、尿常规、心电图正常，各类生化指标也大致正常。正常工作、生活。

患者有了男朋友，希望要小孩，经省内外多个三甲医院风湿免疫科专科诊治检查，都同意患者生小孩。后生下一个健康的男孩。男孩周岁时做了生化及免疫学等检查正常，现已 3 周岁，发育正常，智力正常。

4. 分析

系统性红斑狼疮是自身免疫性疾病，系由于体内阴阳失调、精气亏损、邪毒入侵等因素引起。治疗上抓住益气养阴、通络解毒基本原则加减化裁，调节阴阳气血之平衡，达到"以平为期"的治疗目的。一般医学上不大鼓励这类患者生小孩，担心孕期病情加重及自身免疫病遗传。喻老师考虑到患者及其家人一贯开明开朗、乐观向上，患者自身能加以调摄、合理工作，收入来源还可以，抗核抗体转阴，生化指标及免疫检查基本正常，生小孩愿望强烈诸因素，认为顺其自然对患者有好处，生小孩对患者也是一种责任和激励，充满正能量。结合外院专家意见，所以同意其生小孩。

（沈丹丹　喻治达）

十三、肝内毛细胆管感染

1988 年 9 月江西省中医院外科收治 1 例多年的胆囊炎患者，经治疗一段时间，控制了感染，但还是有黄疸和右上腹不适感，考虑患者胆囊功能不好，加之泥沙样充满型结石，医患共同商量决定进行胆囊切除手术。

术后一切都较顺利平稳，经十余天后拆线愈合准备第二天上午出院。下午 3

时开始患者有右上腹疼痛，腹痛腹胀，伴发热 38.5℃，医生给予对症处理，到了夜间 8 点钟，患者高热 41.5℃，伴轻度畏寒，右上腹疼痛，面黄目黄，高热不退，烦躁不安，胸闷胁胀，恶心感，尿少。诊断：肝内毛细胆管感染，胆管感染。病情很严重而家属又不满意，抱怨说"都说明日要出院，怎么会这样"。

科内组织会诊，认为此种感染已很难控制。喻老师电话请示伤寒专家陈院长，并请他开方药救急。陈院长说就用小柴胡汤吧。喻老师说小柴胡汤中有人参、法半夏等温药，陈院长说就这样用吧。喻老师请院长开方，院长说照方开就是了。喻老师根据陈院长指导处方如下：柴胡 12g、黄芩 10g、红参 10g、法半夏 10g、炙甘草 10g、生姜 3 片、红枣 5 枚、虎杖 12g、茵陈 10g、蒲公英 15g、瓜蒌皮 12g、黄连 3g。1 剂。马上煎服一大碗约 300mL，药后 1 个半小时，诸症转缓，高热退至 38℃。再煎服 300mL，夜晚 1 点，热退、黄退，诸症基本消除，入睡。患者第二日 8:30 醒来，如同做了一个梦，各方面感觉都还好，不痛，体温正常。第 2 日、第 3 日各服 1 剂上方。病愈出院。

分析

《伤寒论》小柴胡汤证："血弱气尽，腠理开，邪气因入，与正气相搏，结于胁下，正邪分争，往来寒热。"患者住院半个多月，又做手术，导致耗气伤血，机体防御能力下降，偶有受寒或吹多了电风扇、吃了生冷瓜果，即邪气入内，与肝胆管伏邪结合，化热极快，与正气相争，故发大热。手术消耗正气，故用红参安扶正气；又黄芩清热，法半夏化湿，生姜散寒，柴胡调和少阳、疏达邪热外泄；加之虎杖、蒲公英、茵陈清泄内郁湿热；法半夏、瓜蒌皮、黄连为小陷胸汤，宽胸开结、化湿热、行气机。故诸症得除。

（王万春　严张仁）

十四、刀砍伤后狂躁

患者两个半月前与他人吵架，被人用刀砍伤背部共计五刀，刀口不深未伤及脊柱及肋骨，只是表皮伤。在弋阳县医院经清创缝合、预防感染等住院治疗共一个多月后，患者惊恐烦躁，狂妄大叫，自述心中有火、全身作痛，喜冷怕热。此时该患者创口已愈合，在县医院行全面检查，未发现任何问题，故而转上海某医院治疗，经脑外科、神经科、内分泌科等科会诊后，依然诊断不明（因为查体无阳性体征支持诊断），故带药出院回弋阳。回家后患者仍吵闹不休，难有安宁，患者家属不堪其扰，四处打听治疗方法。1995 年 12 月经介绍来到省中医院中医外科住院治疗。

入院后患者烦躁不安，自述周身不适、背如负石沉着，下肢行走不利，需人搀扶行走。时至冬日，天气寒冷，但患者身着单衣，不盖被，或脱衣打赤膊，时发狂躁，需2~3人才能压制住。回顾弋阳县及上海某医院有关病历检查资料，结合患者情况作出如下诊断：①背部刀伤后遗症；②癔症，狂躁症。望诊可见舌苔薄黄，舌红，脉弦数。西医治疗：因患者纳差也未添衣物，考虑消耗太多，给予支持疗法，必要时夜间给予安定片，行一般对症治疗。中医药治疗如下：

1. 辨证

痰火内扰。

2. 治法

化痰清火，安神泄毒。

3. 方药

二陈汤、导赤散合交泰丸加减。

法半夏10g、陈皮10g、甘草6g、茯苓12g、竹茹10g、胆南星10g、生龙骨20g、生牡蛎20g、当归10g、生地12g、阿胶15g、黄连6g、肉桂5g、五味子6g、人工牛黄0.5g、栀子5g、木通5g、淡竹叶6g。3剂，日1剂，煎2次服。

经几日中西医结合治疗，患者狂躁次数减少，比较配合治疗，未服用安定也能安睡数小时。再进3剂逐渐平和，少有吵闹，自觉有冷感，能穿冬衣。后服归脾丸合二陈汤，健脾化痰、养心安神。患者基本恢复，正常出院，有理智能自理，回单位上班。

4. 分析

患者因刀伤惊恐，气血精神伤乱，脾胃受损，痰火内生，内扰心神，故狂躁不已；又过分狂躁，耗伤血气，肝木失养，肾精耗伤。治疗由二陈汤健脾化痰，牛黄、栀子等清心肝之火，使痰火内清，不致内扰；导赤散导湿热二邪外出；阿胶、当归、生地育肝肾阴精，以填亏损；交泰丸交通心肾，使心肾相交、水火相济；龙骨、牡蛎安神定志，故能使病愈。喻老师称此例中西医结合治疗方案，疗效取得各占五十分，配合得当，相得益彰。

（王万春 严张仁）

十五、上行性脊髓炎

1987年10月，临川县荣山镇项某求治。患者最近1周内，先自觉下肢麻木、感觉障碍，进而双下肢失去知觉，无法行走，并伴腹部知觉障碍，胸闷，呼吸困难，二便不能自主。项某求诊于某附属医院神经内科，被拒绝收治，后经友人介绍，前往省中医院找喻老师治疗。因患者情况危重，喻老师请示上级，同意收治。

随即喻老师召开了中医外科全科会诊会议：患者瘫痪，二便不能自主，腹部以下无知觉，胸廓运动微弱，膈肌运动幅度小。呼吸弱，每分钟 18 次，心率 60 次 / 分，尚能对答，神清。诊断：上行性脊髓炎；瘫痪。诊疗方案如下：

1. 辨证

中气下流，浊气上行，阻滞经络气血运行，发生肢痹、腹痹、胸痹。

2. 治法

补中益气，升清降浊，行气活血通络，开窍通痹。

3. 方药

补中益气汤加减。

生黄芪 30g、白术 10g、陈皮 10g、升麻 10g、柴胡 10g、太子参 12g、甘草 6g、当归 10g、法半夏 10g、瓜蒌皮 12g、黄连 5g、茯苓 12g、枳壳 15g、白芍 10g、杏仁 10g、麻黄 6g、制马钱子 1g、乌韭 15g。3 剂，每日 1 剂，煎 2 次服。

西药：氢化可的松 200mg，加入 5% 葡萄糖液 500mL 中静脉滴注，1 日 1 次。另予能量合剂。

患者经静脉给药氢化可的松 200mg 及口服中药 150mL 后约一个半小时，情况出现好转，皮肤转温，精神好转，胸廓和膈肌运动幅度增大，并出现轻度的腹肌运动现象。夜间 12：00 服用中药汤剂第二次。第 2 日继续同前治疗，出现腹式呼吸。第 3 日继续照医嘱治疗后，胸膈运动大致正常，腹部有运动，肠鸣音恢复，腹胀消减，要求进半流食。再重复上述治疗方案 2 日，二便能自主在床上接便盆排解，食欲增加，下肢首次恢复知觉，能稍做屈伸。

5 日后调整治疗方案。西药：氢化可的松 100mg 加入 5% 葡萄糖液 500mL 中静脉滴注，1 日 1 次；能量合剂同前；丹参注射液静脉滴注。中药：守上方再加伸筋草 15g、络石藤 15g、羌活 10g、独活 10g、川芎 10g，去麻黄、杏仁。3 剂，每日 1 剂，煎 2 次服。仅此 3 天治疗，双下肢功能得到较大恢复，能下床，能在别人辅助下行走及如厕。

第三次治疗方案调整。西药：停氢化可的松改泼尼松 20mg/d，分早晚 2 次口服；停能量合剂和丹参注射液。中药内服：生黄芪 30g、白术 10g、陈皮 10g、升麻 10g、柴胡 10g、太子参 12g、甘草 6g、当归 10g、川芎 12g、制马钱子 1g、乌韭 15g、伸筋草 15g、络石藤 15g。5 剂。经上述 5 天治疗，患者能拄拐棍在病区行走，生活基本自理。继续泼尼松 15mg/d，中药内服继前方。5 日后，泼尼松

10mg/d，中药方再继。患者要求出院。

患者可用拐棍辅助在室外行走，生活自理，各种感觉正常。泼尼松每5日减1片至完全停服；中药出院后再吃15剂停服。回访调查：患者在家能干农活，右脚有些跛行。

4. 分析

此案治疗，激素的作用是主要的，但是没有中药相互配合以及后续治疗，也不能取得如此疗效。喻老师说，我们科（中医外科）善于治疗神经毒、银环蛇咬伤，患者出现呼吸肌麻痹的情况较多，和本例患者情况有些类似。方中小陷胸汤宽胸开结，对于恢复胸腹式呼吸、兴奋外周呼吸有很好疗效，并能有效阻止呼吸麻痹的发生；制马钱子能兴奋神经，加之乌韭是万能解毒剂，能解上行性脊髓炎的毒邪；补中益气汤提升清阳，二陈汤化痰降浊。理论和实践上都做到中西医结合，是治好本病的关键。

（王万春　严张仁）

十六、肝肿瘤切除术后综合征

吴某某，男，51岁，单位：某铁路局，2019年1月6日初诊。患者行肝右叶肿瘤切除术后8个月，8个月前在上海某医院行肝右叶肿瘤切除术并切除右叶肝、淋巴清扫术。术后腹部一直膨隆，尤其是右上腹切口处膨突高起，质硬，皮色灰暗。一直都有低热37.3℃，一天发热1～2个小时后热退，伴出汗。胃脘作胀，胀满不饥，大便基本1日1次、量少不成形。寐差，肢软乏力，上楼气喘，精神萎靡。皮肤及巩膜中度黄染。舌苔微黄腻，舌质淡红，脉细缓迟弱。需1周去1次医院静脉滴注白蛋白维持。

实验室检查：血白细胞升高到12×10^9/L以上，红细胞、血红蛋白、血小板下降至正常值的1/3或1/2，血清总蛋白、白蛋白下降至正常值的1/2，直接胆红素升高。血培养有大肠埃希菌生长、多种抗生素耐药。CT：胸腔少许积液，腹腔少许积液。病理：肝组织、胆管低级别内皮瘤，胆管扩张。

诊断：①肝组织胆管低级别内皮瘤；②肝肿瘤切除术后综合征；③贫血、低蛋白血症；④胸、腹腔积液；⑤菌血症；⑥菌群失调症。

1. 辨证

湿热留恋，气机郁滞。

2. 治法

清化湿热，调理脾胃，解毒化瘀。

3. 方药

甘露消毒饮加减。

白蔻仁 6g、藿香 10g、茵陈 10g、射干 10g、滑石 30g、通草 6g、石菖蒲 6g、黄芩 10g、连翘 15g、知母 10g、薄荷 6g、石上柏 15g、石见穿 15g、金荞麦 30g、厚朴 10g、枳壳 12g、蒲公英 15g、莱菔子 20g。5 剂。

2019 年 1 月 15 日二诊：前天夜晚发热 1 次，体温 37.8℃，持续 2 个小时热退。睡觉还可以，胃脘膨胀改善，近 2 天没有发热。舌苔微黄腻，舌边红，脉细缓有力。用药：白蔻仁 6g、藿香 10g、茵陈 10g、滑石 30g、木通 5g、石菖蒲 10g、黄芩 10g、连翘 15g、射干 10g、知母 10g、薄荷 10g、金荞麦 30g、石上柏 20g、石见穿 20g、绣花针 30g、莱菔子 30g、蒲公英 20g、灵芝 15g、龟甲 15g、鳖甲 15g、九香虫 15g、神曲 20g、枳实 10g、厚朴 10g、田基黄 15g。15 剂。

2019 年 1 月 31 日三诊：10 天前发热 1 次。腹胀有改善，腹部肿胀隆起有明显消减，食欲增进，没有去医院打白蛋白。体重增加 3.5kg，睡眠不是很好，尿量多，大便软但成条状。有力气，精神状态良好，舌苔微黄腻，舌边红，脉细。用药：白蔻仁 6g、藿香 10g、茵陈 10g、滑石 20g、木通 5g、石菖蒲 10g、黄芩 10g、连翘 15g、射干 10g、知母 10g、薄荷 6g、石上柏 20g、石见穿 20g、绣花针 15g、神曲 20g、山楂 20g、茯苓 12g、陈皮 10g、莱菔子 30g、枳实 10g、厚朴 10g、田基黄 15g、蒲公英 20g、龟甲 20g、鳖甲 20g、莪术 12g、九香虫 10g。15 剂。

2019 年 2 月 28 日四诊：右上腹部隆起性胀大明显消减，基本平复，偶有胀感。大便通畅，前面 2/3 成形，后 1/3 不成形。睡眠还差些，尿量比较多。精神好，力气好，体温正常，已不需要打白蛋白，也不怕冷，基本上能正常活动。舌苔薄而微黄不腻，脉细弦。用药：白蔻仁 6g、藿香 10g、茵陈 10g、滑石 20g、木通 5g、石菖蒲 10g、黄芩 10g、连翘 15g、射干 10g、知母 10g、薄荷 6g、神曲 20g、山楂 20g、茯苓 12g、法半夏 10g、陈皮 10g、莱菔子 30g、枳实 10g、竹茹 6g、甘草 5g、莪术 15g、九香虫 10g、厚朴 10g、鳖甲 30g、绣花针 15g、石上柏 20g、石见穿 20g、田基黄 15g。15 剂。

4. 分析

该患者由于肝组织肿瘤的切除及用药等因素，使正气更加亏损，阴精阳气都受损，气机运行、气化功能下降，致湿热浊邪乘虚入侵；术后腹腔结构受到一定的破坏，经络阻塞、气血瘀滞，肝胆脾胃功能受损，肝疏泄、脾健运、胃纳食等气机升降、生化障碍，致湿热浊邪内生。这两个方面导致湿热浊邪中阻，并邪毒留恋气分，郁蒸不解，湿遏热伏，故身热、乏力肢软；湿热阻滞气机，故腹胀痞满；湿热郁阻故有黄疸；湿热阻滞而大便不成形、解之不畅快；湿热易导致升降失调、水谷精微化生障碍，故见低蛋白血症。治宜清热利湿、化浊解毒，方用甘露消毒饮加减，充分发挥其清热、芳化、利湿三大效能，另外还有抗肿瘤和解毒之剂以及软坚散结、消肿化痞之方药，更应用行气理气之重剂加强气机的疏通和条达。从多途径清理湿热邪毒，故能取得满意疗效。

本病例的治疗过程有 3 个特点：①清除低热较快而彻底。②恢复脾胃功能较快，增进饮食，恢复制造精气血，而不再依靠打白蛋白或输血维持，从而体能也恢复较快。③消除腹胀和右上腹手术处痞结胀滞的疗效明显，在形态上看到其消减，给了患者很大信心，而肿胀的消减又有利于肝胆脾胃气机的恢复，也促进了三焦的通利。

（喻治达　沈丹丹）

十七、黄疸性肝炎

患者，男性，17 岁，玉山人，1976 年盛夏 8 月的一天来诊。恶寒，身穿毛衣和两条裤子，面目及全身土黄色，晦暗无光泽。经某县人民医院确诊为黄疸性肝炎（甲肝），发病已 10 天。患者神疲乏力，口不渴，食欲不振，怕油腻，脘腹痞满，大便溏薄，舌苔白腻，脉沉细。

患者曾于发病 5 天后看中医，医生予茵陈蒿汤加减，致腹胀、大便稀溏，更怕冷。故来求诊。很多医师见状不敢接诊，一则怕传染，二来盛夏如此穿秋冬装，看来病情很严重。有人引荐喻老师治疗。

喻老师察看患者后，认为患者在肝炎潜伏期，因汗出过多及贪食寒凉而伤及脾阳。阳气亏损，寒湿外泛周身，则面目发黄；寒湿阻滞阳气又可重伤其阳，故恶寒，虽是盛夏亦需穿冬装。

喻老师分析，此病证恶寒及发黄，"寒湿在里不解故也"。他医应用茵陈蒿汤退黄，孰不知方中有大黄、栀子苦寒泻下之药，服数剂后重伤脾阳，诸症不减反增。

《伤寒论》太阴发黄证："伤寒发汗已，身目为黄，所以然者，以寒湿在里不解故也。以为不可下也。于寒湿之中求之。"应该用茵陈五苓散合茵陈术附汤。处方：茵陈 15g、茯苓 12g、桂枝 10g、泽泻 10g、猪苓 10g、白术 6g、制附子 10g、干姜 6g、神曲 15g、砂仁 6g。3 剂。

患者服药 3 剂后，畏寒已除，只穿 1 件短袖衬衣和 1 条裤子，身目发黄退了大半，精神振作，纳食增进。再服 3 剂，患者黄疸大部分消退，只有巩膜稍黄，穿汗衣和短裤子。再服 3 剂，身目发黄退尽，正常生活，查肝功能正常。再服 5 剂香砂六君子健脾巩固疗效。

分析

喻老师说，20 世纪 70 年代黄疸性肝炎患者很多。早在 1970 年他当赤脚医生时，每日都可看到数个黄疸性肝炎，茵陈或土茵陈必须要用的，不管是阳黄还是阴黄都离不开茵陈。临床上阳黄多见，故茵陈蒿汤用得多，或用较大剂量的虎杖。但阴黄就不能这样用药。

（沈丹丹　喻治达）

十八、结核性脑膜炎发热不退

2018 年 6 月，一女孩 16 岁，发热 20 多天持续不退，精神差，夜间发汗，体质很差，乏力肢软。在省儿童医院住院治疗，诊断：结核性脑膜炎。经多种综合治疗不能退热，用退热剂可退数小时或半天，而后又高热，伴食欲不振，有时有呕吐或头痛。

家属带小孩来国医堂找喻老师中医治疗。患者舌苔白而稍腻，舌质淡，脉细数。面色淡白无华，乏力肢软，身上有较重汗味，语音低微，反应迟钝，自诉困倦。

1. 辨证

湿浊蒙蔽气机，湿热留恋三焦。

2. 治法

芳香化湿，行气祛浊，通达三焦。

3. 方药

甘露消毒饮加减。

白蔻仁 10g、藿香 10g、茵陈 10g、滑石 30g、通草 5g、石菖蒲 10g、黄芩 10g、连翘 15g、射干 10g、知母 10g、薄荷 10g、佩兰 10g、鹿衔草 20g、杏仁 10g、薏苡仁 20g、厚朴 10g、法半夏 10g、淡竹叶 10g、陈皮 10g、甘草 5g、茯苓 10g、柴胡 10g。2 剂，1 日 1 剂，煎 2 次服。

服药 1 剂后发热开始下降至 38℃，出汗明显减少。服药 2 剂后，热退，不太出虚汗，有食欲，二便调畅，精神好转，已停用退热药及抗结核药等。再进 3 剂，3 天后，患者生活基本正常，穿单衣，能室外运动。经医院检查各项指标基本正常，允许出院。

出院后要求再开中药巩固疗效。患者舌质淡红，舌苔较淡薄白，脉细。应除湿务尽，不留根，继续守原治疗宗旨修正处方。太子参10g、白术10g、茯苓10g、甘草5g、广木香10g、砂仁10g、白蔻仁6g、藿香10g、茵陈6g、滑石15g、通草5g、黄芩6g、连翘10g、射干10g、知母6g、薄荷6g、鹿衔草15g、淡竹叶6g、麦冬10g、五味子6g、石菖蒲5g。10剂。随访，患者正常上学读书和生活。

4. 分析

喻老师多年来应用甘露消毒饮治疗夏秋季发热病多例，他认为不管什么病，只要有湿热留恋、充斥三焦的病机都可以用甘露消毒饮治疗，不必受诊断结果和西医治疗观的影响。喻老师曾治疗某地区组织部干部李某，该患者从7月到9月份近3个月低热。在地区医院住院，全面检查也未有明确诊断。当地中医多开出银翘散、桑菊饮、小柴胡汤，或补中益气汤，就是没人开甘露消毒饮。患者很瘦弱，也没有明显白腻或黄腻苔，喻老师用甘露消毒饮治疗2~3天即热退平安。

芳香化湿又名芳化，淡渗化湿又名淡化，健脾燥湿又名燥化，是湿邪的重要出路。芳化药和石菖蒲又可醒脑，恢复大脑生理功能。鹿衔草抗结核。

抗结核西药对肺结核效果好，而对肺外结核治疗效果不佳。此正是中医药发挥作用之处。此发热是湿阻气机郁滞而化热的，务从湿浊入手而化之渗之，气机得以条达则发热自除。

（喻治达　沈丹丹）

十九、象皮腿

黎某某，女，25岁，长得很清秀，左下腿从10年前开始肿胀，虽经治疗，但不得消肿，而且越静脉滴注抗生素，肿胀越严重，至今已10年。现症：患肢肿胀、木硬，如象皮，从足趾至大腿都肿，特别小腿中段更严重，行走不利，提脚不起，进行性加重。诊断：象皮腿。

喻老师认为，寒湿凝滞左下肢10年之久，寒湿不从热化，故肿而色白，不热、不脓、不甚疼痛；寒湿阻滞气机，气血水运行障碍，因湿性趋下，而瘀滞黏附于下肢；寒湿瘀滞，气血不得营养，故肤色白而微冷，感觉木硬、胀或麻。

1. 辨证

湿邪阻滞气血灌注左下肢而寒湿瘀结，日久脾阳受损更无力化解寒湿。

2. 治法

散寒化湿，分清别浊，通利经络。

3. 方药

（1）内服方 鸡鸣散合萆薢渗湿汤加减。紫苏梗 10g、吴茱萸 5g、桔梗 10g、干姜 10g、萆薢 15g、石菖蒲 10g、甘草 6g、台乌 10g、益智仁 12g、桂枝 10g、茯苓 15g、赤芍 10g、川芎 10g、丝瓜络 6g、通草 6g、金银花 10g、紫花地丁 15g、川牛膝 10g、车前子 10g。1 日 1 剂，煎 2 次服。

（2）熏洗方 透骨草 30g、威灵仙 30g、千年健 30g、香附 30g、忍冬藤 30g、虎杖 30g、枳壳 30g、荆芥 30g、藿香 30g。7 剂，1 日 1 剂，煎水 3000mL，分早晚 2 次，先热气熏蒸后泡洗，若药液凉了可加热再熏洗。

经 7 天治疗后，肿胀消减，木硬改善，提脚方便些。内服中药原方再 7 剂，熏洗方 7 剂。

又经 7 天治疗后，诸症明显改善，左下肢肿胀消减，患者及家属相当高兴。修改治疗方案：内服中药平胃散、二陈汤、萆薢渗湿汤、五神汤合方。苍术 10g、厚朴 10g、陈皮 10g、甘草 6g、法半夏 10g、茯苓 12g、萆薢 15g、石菖蒲 10g、台乌 10g、益智仁 10g、金银花 12g、紫花地丁 15g、川牛膝 10g、车前子 10g、九香虫 12g、丝瓜络 10g、独活 10g。15 剂，1 日 1 剂，煎 2 次服。熏洗守前方。

经 15 天治疗后，左下肢肿胀基本消退，各种症状随之消失。再守上方内服外洗 15 天，痊愈。

4. 分析

寒邪久可伤肾经，入少阴之络，用细辛搜寒通络；寒湿合犯下肢多伤厥阴肝经，用吴茱萸散肝经寒湿之邪；干姜温脾阳而散寒邪；桂枝温散肺卫寒邪、调和营卫；台乌温胃散寒，数药全面祛寒，故寒邪无处藏身。石菖蒲开窍通经络，通草通达阳气，萆薢、益智仁分清别浊，五神汤利湿清热解毒，丝瓜络通络，加之活血行气药，共奏疏通经络之效。

喻老师认为，萆薢一药临床疗效十分了得，不仅分清别浊治象皮腿、乳糜尿，还可治渗出性湿疹。喻老师临床几十年，遇到不少奇怪病证。有个患者因肾结石手术后引起背部肾俞处流脓数月不止而来中医外科住院治疗。主管医生应用中西医结合方法治疗 7 天不见效，因而求教于喻老师。喻老师看到脓液不腥臭、内有乳汁沉淀样现象，非常果断地说，此为乳糜脓、乳糜漏，应用萆薢分清饮、五神汤合平胃散。患者服药 3 剂后果然脓液干涸，服药 7 剂后创口愈合。

喻老师说，别看不起丝瓜络这个药，我在农村巡回医疗，常碰到一些肢体肿胀的患者，用大剂量丝瓜络煎水内服可收效果；乳汁不通者，可用丝瓜络煎水内服通乳；乳汁少者，用丝瓜络烧灰存性，米酒冲服，可以发乳。五神汤之所以神，是它具有化湿解毒通络之功，用在本证对症。

（沈丹丹　喻治达）

下篇

临床跟师病案

一、皮肤病

湿疹

案 1　温某某，男，28 岁。2019 年 4 月 25 日来诊。

【**主诉**】头面红斑结痂脱屑 1 年余。

【**现病史**】泛发性红斑性皮损，结痂脱屑，皮肤呈肥厚苔藓样变，瘙痒剧烈。有脂肪肝。

【**查体**】患者颜面部、颈部大面积红斑结痂脱屑，尤以颈下、颈后为重。舌红，苔黄腻，脉细弦。

【**西医诊断**】湿疹。

【**中医诊断**】浸淫疮。

【**证型**】湿热郁结证。

【**治法**】清热除湿，通调脏腑。

【**处方**】

（1）内服方

赶黄草 5g	南沙参 30g	白术 10g	茯苓 12g
甘草 6g	法半夏 10g	陈皮 10g	竹茹 6g
枳实 6g	黄连 6g	干姜 10g	大枣 3 枚
地骨皮 12g	牡丹皮 10g	牡蛎 20g	生石膏 30g
苍术 10g			
			7 剂

（2）外洗方

山香圆叶 10g	苦参 30g	千里光 30g	薄荷 30g
荆芥 30g	野菊花 30g	生甘草 30g	地榆 30g
鱼腥草 30g	马齿苋 30g	陈皮 30g	
			7 剂

（3）消风止痒颗粒　3 盒，口服，2 包 / 次，3 次 / 日。

2019 年 5 月 2 日复诊：患者症状减轻，仍有颜面及颈部结痂及瘙痒。

（1）内服方

龙胆草 10g	栀子 6g	赶黄草 5g	黄芩 10g
柴胡 10g	生地 15g	车前草 10g	泽泻 12g

木通 6g	生甘草 6g	当归 10g	北沙参 30g
麦冬 12g	枸杞子 15g	川楝子 12g	南沙参 30g
炒白术 10g	茯苓 12g		

7 剂

（2）外洗方　守方，7 剂。

（3）消风止痒颗粒　3 盒。

2019 年 5 月 9 日三诊：患者颜面部及颈部红斑基本消失，已无大面积结痂，仅有少量皮肤脱屑，瘙痒症状亦有好转。继续口服中药：

黄芩 10g	黄连 6g	太子参 20g	甘草 6g
桔梗 6g	板蓝根 10g	牛蒡子 10g	生石膏 20g
紫草 20g	荆芥 10g	防风 10g	南沙参 30g
地骨皮 12g	牡丹皮 12g		

3 剂

2019 年 5 月 11 日四诊：患者精神状况好，全身无明显皮损，自诉瘙痒基本消失。内服药守方 3 剂巩固疗效。

【按语】湿疹是一种常见皮肤病，有多形皮肤损害、渗出倾向、瘙痒且易反复发作，易成慢性，临床分为三期，即急性期、亚急性期、慢性期三期。其作为一种过敏性炎症性皮肤病，中医学又名"浸淫疮""风湿疡"等，隋代《诸病源候论·浸淫疮候》之中便有记载："初生甚小，先痒后痛而成疮，汁出，侵溃肌肉，浸淫渐阔，乃遍体，以其渐渐增长，因名浸淫也"。其根据发病特点及部位不同又有"干癣""湿癣""旋耳疮""肾囊风""奶癣"等病名。

浸淫疮之为病，常因风、湿、热相搏结而起，其病机总以"湿"为主线。本病起因为患者饮食不节，脾不运化，体内水液停滞，酿生湿邪，湿性重着黏腻，日久郁而化热，湿热客于肌肤，致以病久耗血伤阴，肌肤之阴血损耗，故而见皮肤失荣，出现泛发性红斑性皮损，粗糙肥厚、结痂脱屑，搔抓后有鳞屑脱落，瘙痒难忍，呈苔藓样损害。治疗以清热除湿为根本大法。方以大剂量生石膏荡涤脏腑积热；并予法半夏、苍术、陈皮、茯苓之品燥湿健脾；辅以枳实行气化滞，促进水液运动，使湿邪不生；更加赶黄草解毒清热除湿，牡蛎潜阳补阴，地骨皮、牡丹皮清热凉血。诸药合用，达到清热除湿之效。喻老师组方时总以扶正祛邪并用，白术、南沙参之属既补益脾气，又养阴血。喻老师强调，湿疹极易反复发作，日常调护极为重要。患者应避免接触过敏物，忌食用鱼虾海鲜、牛羊肉等腥膻发物，避免外用刺激性药物，平时避免搔抓患处，并保持患处清洁。

（张全辉）

案2　黄某某，女，16岁。2020年11月21日来诊。

【主诉】湿疹复发1个月。

【现病史】患者双乳房、右侧大腿内侧湿疹愈合后复发；其余地方尚可，无皮疹发红。大便1~2日一次，月经持续时间短，量少，4天即干净，睡眠尚可。

【查体】患者双侧乳房、右侧大腿内侧出现红斑、丘疹。舌质红，苔黄腻，脉滑数。

【西医诊断】湿疹复发。

【中医诊断】湿疮。

【证型】湿热浸淫证。

【治法】清热祛湿，健脾祛风。

【处方】

（1）内服方

赶黄草5g	南沙参30g	白术10g	茯苓12g
甘草6g	法半夏10g	陈皮10g	竹茹6g
枳实5g	蒲公英20g	荆芥10g	地骨皮10g
防风10g	太子参15g	广木香10g	砂仁10g
黄芩10g	生牡蛎15g	茵陈10g	乌梢蛇10g
			7剂

（2）复方黄柏液　外搽，每日3次。

2020年11月28日复诊：患者双侧乳房、大腿部发红瘙痒较前改善，仍有少许皮损；舌质红，苔黄腻，脉滑数。原内服方去赶黄草、蒲公英、防风、太子参、茵陈，加刺蒺藜15g、山香圆叶10g，再服5剂。

2020年12月5日三诊：患者表示目前瘙痒症状大为好转，双侧乳房及大腿内侧的皮疹区域已结痂；舌质红，苔黄腻，脉滑数。在二诊内服方基础上再予7剂。

2020年12月14日四诊：现患者湿疹症状基本消退，皮损消失，基本不痒，情况良好。再予以二诊内服方7剂，巩固疗效，嘱患者服完即止。

【按语】湿疹，近年来发病率逐年升高，是一种由多种致病因素共同作用而导致的慢性炎症性皮肤病。西医学一般认为，该病的发生与感染、免疫、过敏反应、接触有害物质、环境、先天遗传等因素密切相关，是一种难治性皮肤病，严重瘙痒，并且表现为丘疹、红肿、糜烂、结痂、渗出，严重影响患者生活质量，临床上一般以糖皮质激素为主要治疗药物，但复发率高，常反复发作。而湿疹作为一种临床常见皮肤病，中医学较早就对其有一定认识。湿疹属于中医学"湿疮"范畴。如《医宗金鉴》记载道："此症初如粟米，而痒兼痛……由脾胃湿热，外受风邪，相搏而成"，认为湿疮之发病，与脾胃湿热之邪外合风邪密切相关，正如《黄帝内经·素问》记载"诸湿肿满，皆属于脾"。一般认为，湿疮为病，与湿、热、风三邪密切相关，而在脏与脾有关。脾居中土，主运化水湿，脾失健运，水湿不化，湿邪内生，再与热邪相合，又加风邪相煽，外溢肌肤，浸淫体表，发为湿疮。

本例患者为湿疮愈而又发。因其体内湿毒素盛，前医治其标而未去其本，湿毒之邪又夹热夹风，侵犯肌表，故而湿疮旋即又起。治疗当以清热祛湿、健脾祛风为根本大法。方以赶黄草、黄芩、蒲公英、茵陈清热祛湿、化解湿毒之邪，法半夏、茯苓、竹茹燥湿化邪，南沙参、白术、甘草、太子参健脾益气，荆芥、牡蛎、防风、乌梢蛇以息风动、除风邪。诸药合用，治病求本，故疗效良好。

（张全辉）

案3　卢某某，女，67岁。2009年3月23日就诊。

【主诉】全身反复红斑、丘疹伴痒25年余，再发1个月。

【现病史】患者25年前全身起红斑、丘疹，瘙痒不适，逐渐泛发至全身，见红斑、丘疹、渗出、结痂，瘙痒明显。

【查体】全身泛发红斑、丘疹、渗出、结痂。舌质红，苔微腻，脉弦细。

【西医诊断】慢性湿疹。

【中医诊断】湿疮。

【证型】血虚风燥证。

【治法】滋阴清热，凉血解毒。

【处方】

（1）内服方

土茯苓 30g	金银花 20g	生甘草 10g	全蝎 3g
蜈蚣 2 条	五加皮 15g	白鲜皮 15g	生牡蛎 30g
地骨皮 15g	牡丹皮 10g	凤尾草 20g	荆芥 10g
生石膏 30g	苍术 10g	苦参 10g	
当归 10g	火麻仁 10g		

15 剂

（2）外洗方

艾叶 30g	苦参 30g	千里光 30g	凤尾草 30g
鱼腥草 30g	明矾 30g	百部 30g	生牡蛎 15g
花椒 30g			

10 剂

2009年3月27日二诊：背部皮疹瘙痒，口干欲饮；舌质红，苔微黄，脉细弦。

（1）内服方

龙胆草 10g	炒栀子 6g	黄芩 10g	生地 15g
车前草 10g	乌梅 10g	五味子 10g	牡丹皮 10g
地骨皮 10g	荆芥 10g	紫苏 10g	防风 10g
			15 剂

（2）维生素 C 片　口服，2 片 / 次，3 次 / 日。

2009年4月13日三诊：全身皮疹较前明显好转，仍有瘙痒不适；舌质红，苔微黄，脉弦。

（1）内服方

防风 15g	荆芥 10g	生石膏 30g	地骨皮 15g
白鲜皮 15g	龙胆草 10g	生地 15g	车前草 10g
牡蛎 30g	乌梅 10g	五味子 10	炒栀子 6g
黄芩 10g	柴胡 10g	牡丹皮 10g	
			10 剂

（2）外洗方

百部 30g	艾叶 30g	明矾 30g	千里光 30g
白鲜皮 30g	荆芥 30g	牡丹皮 15g	路路通 30g
			10 剂

（3）复方氟米松软膏　外涂，2 次 / 日。

（4）比拜克胶囊　口服，3 粒 / 次，3 次 / 日。

2009年7月29日四诊：双下肢可见丘疹、血痂、糜烂、渗出、渗血，感瘙痒不适；舌质红，苔薄，脉弦细。

（1）内服方

地骨皮 10g	牡丹皮 10g	凤尾草 30g	白鲜皮 15g
全蝎 3 条	蜈蚣 2 条	牡蛎 30g	刺蒺藜 15g
龙胆草 20g	生石膏 30g	白术 10g	茵陈 10g
青蒿 10g	薏苡仁 30g		
			15 剂

（2）外洗方

艾叶 30g	明矾 30g	百部 30g	花椒 30g
地松 30g	虎杖 30g	牡丹皮 15g	苦参 30g
			10 剂

（3）口服 泼尼松 5mg、维生素 C 片 100mg，各 2 片 / 次，3 次 / 日；四季青片，4 片 / 次，3 次 / 日。

（4）外用 青蛤散麻油调涂，2 次 / 日；丁酸氢化可的松软膏，外涂，2 次 / 日。

2009 年 8 月 26 日五诊：患者症状明显改善，糜烂、渗出、血痂基本消退；舌质淡，苔薄，脉细弦。

（1）内服方

土茯苓 30g	金银花 20g	生甘草 10g	全蝎 3g
蜈蚣 2 条	牡蛎 30g	凤尾草 15g	茵陈 10g
刺蒺藜 15g	白鲜皮 15g	生石膏 30g	白术 10g
防风 30g	荆芥 10g	当归 10g	火麻仁 20g
			15 剂

（2）外用 川柏止痒搽剂，外擦，2 次 / 日；复方氟米松软膏，外涂，2 次 / 日。

2009 年 9 月 22 日六诊：皮疹再次复发，红斑、丘疹，瘙痒；舌质淡，苔白，脉细。

（1）内服方

紫草 30g	生地 15g	地骨皮 15g	牡丹皮 10g
牡蛎 30g	防风 10g	荆芥 10g	苦参 10g
生石膏 30g	茵陈 10g	凤尾草 20g	刺蒺藜 15g
白鲜皮 15g	龙胆草 10g	柴胡 10g	泽泻 10g
			15 剂

（2）外洗方 马齿苋 500g 煎水外洗，1 次 / 日。

（3）口服 泼尼松 5mg、维生素 C 片 100mg，头 1 周，各 2 片 / 次，3 次 / 日；后 1 周，2 片 / 次，2 次 / 日。比拜克胶囊，2 粒 / 次，3 次 / 日。

2009 年 10 月 14 日七诊：皮损基本消退，但还感瘙痒不适。

（1）复方甘草酸苷片 2 片 / 次，3 次 / 日。

（2）泼尼松片，1 片 / 次，1 次 / 日；维生素 C 片，1 片 / 次，1 次 / 日。5 天后均改成半片 / 次，1 次 / 日，并逐渐停用。

2 个月后随诊，诉皮损消退，未复发。

【按语】湿疹，是皮肤科中常见的一种疾病，是发生于真皮层及表皮的炎症性皮肤病，多由内因或外因引起，常有渗出倾向，多形损害，反复发作，病程迁延，经久不愈。根据病程和临床特点的不同，可分为急性、亚急性和慢性三种。急性期皮损以丘疱疹为主，以渗出、炎症为主要表现；亚急性期表现为渗出减轻，但有红肿、少量丘疱疹，可伴少许脱屑；慢性期以苔藓样变为主，易反复发作。西医学认为其病因复杂，多与环境、饮食、体质、精神等因素相关。

中医学将湿疹称为"湿疮""血风疮""浸淫疮"等。本病病因病机复杂，主要与素体禀赋不耐复感外邪，饮食失宜、脾胃伤败以及情志内伤等有关。或因素体禀赋不足，风湿热毒乘虚入侵，蕴阻肌肤，与气血相搏而发病；或因饮食不节，损伤脾胃，脾失健运，水湿内生，外溢肌肤，加之过食腥荤发物、辛辣厚味或醇酒浓茶等，化热动风，风热毒邪随气血运行或循经外发，搏于肌肤而发；或因情志内伤，肝气郁结，肝脾不和，肝胆疏泄不畅，脾胃运化失职，湿热邪毒内生，外泛肌肤而发。湿邪阻碍气机，损伤正气，久病伤肾，肾之精气亏损，则脾肺之气、卫外之气同时耗伤，终致肺脾肾损伤；阳气不足则更不易化散湿热邪，卫气亏损则更易感染外邪，故反复发作，迁延难愈。综上所述，本病的关键是风湿热毒蕴阻肌肤，或因素体禀赋不耐，或因饮食不节，或因情志内伤。病性为虚实夹杂，病位在肌肤，涉及肺、脾、肾三脏，与肝、心有关，既有湿热留恋，又有气血亏损、化燥生风等症见。

慢性湿疹临证需审因论治，要处理好扶正与祛邪的关系。慢性湿疹常见血虚风燥型、脾虚湿滞型、肝肾亏损型3个证型。血虚风燥型病程较长，反复发作，皮肤干燥、脱屑、淡红斑、丘疹、抓痕、结痂，或皮损颜色暗淡、浸润肥厚、苔藓样变、脱屑、色素沉着，舌淡红苔白，脉弦缓或沉细无力。脾虚湿滞型皮损以红斑、丘疹、鳞屑为主，少许渗出，皮肤粗糙无弹性，伴腹泻、纳呆、倦怠、乏力，舌淡红，苔白腻或黄腻，脉濡细无力。肝肾亏损型皮损淡红、干燥、脱屑、肥厚、苔藓样变，汗毛不长，瘙痒频作，尤以夜甚，伴耳鸣、头晕、腰膝酸软，性生活或月经后、劳累后诸症加重，舌质淡红，舌苔少，脉细数。

本例患者属血虚风燥证，治当以滋阴清热、凉血解毒为先。方中当归、牡丹皮凉血补血；兼以地骨皮滋阴清热，牡蛎收敛固守、滋阴潜阳；金银花、凤尾草、白鲜皮、荆芥、石膏清热解毒、祛风止痒；全蝎、蜈蚣祛风止痒；土茯苓、苍术、五加皮、苦参清热燥湿；生甘草调和诸药。全方合用，使血热得清、湿得除、燥能润、风得去。喻老师表示，湿疹早期要及时治疗，后期防止复发，故生活中要注意皮肤保湿，外涂具有皮肤屏障修复的护肤品，同时饮食要清淡，忌食辛辣、油腻、发物等。

（吴允波）

案4 刘某某，男，22岁。2019年7月10日就诊。

【**主诉**】四肢皮肤结痂、糜烂伴瘙痒6年余。

【**现病史**】患者缘于6年前四肢局部皮肤隆起性结痂、糜烂、渗出伴瘙痒，反复发作。现四肢皮损严重，躯干部尚可，大便日一行，小便尚可，睡眠一般，纳可。

【查体】四肢泛发隆起性斑块、糜烂、渗出，附有黑痂。舌质淡红，苔黄腻，脉细弦。

【西医诊断】湿疹。

【中医诊断】湿疮。

【证型】脾虚湿滞证。

【治法】健脾除湿。

【处方】

（1）内服方

法半夏 10g	陈皮 10g	甘草 6g	茯苓 12g
竹茹 6g	枳实 6g	黄连 6g	干姜 10g
南沙参 30g	白术 10g	紫草 20g	荆芥 10g
白豆蔻 10g	藿香 10g	茵陈 10g	滑石 30g
木通 6g	石菖蒲 10g	薄荷 10g	
			7 剂

（2）外洗方

苦参 30g	千里光 30g	枯矾 30g	白花蛇舌草 30g
荆芥 30g	薄荷 30g	地榆 30g	生甘草 30g
马齿苋 30g	野菊花 30g		
			7 剂

（3）复方黄柏洗液　外搽，3 次 / 日。

2019 年 7 月 17 日二诊：患者皮损同前，渗出，仍瘙痒；舌质红，苔微黄腻，脉细。

（1）内服方

龙胆草 10g	栀子 6g	赶黄草 5g	黄芩 10g
柴胡 10g	生地 15g	泽泻 12g	木通 6g
生甘草 6g	当归 10g	苍术 10g	金银花 15g
厚朴 10g	陈皮 10g	茯苓 10g	紫花地丁 15g
川牛膝 10g	车前子 10g		
			7 剂

（2）外洗方　守上方 7 剂。

（3）氯雷他定片　口服，10mg/ 次，1 次 / 日。

（4）复方黄柏洗液　外搽，3次/日。

2019年7月24日三诊：上症有改善，下肢仍有渗出；舌质淡，苔白腻，脉细弦。

（1）内服方　守上方加白术10g、桂枝10g，7剂。

（2）外洗方　守上方7剂。

（3）氯雷他定片　口服，10mg/次，1次/日。

（4）复方黄柏洗液　外涂，2次/日。

2019年7月31日三诊：隆起渗出性皮损有改善，仍有不少皮损，稍痒；舌质淡红，苔微黄腻，脉细弦。

（1）内服方

黄芩10g	黄连6g	雪胆0.9g	玄参20g
甘草6g	桔梗6g	板蓝根10g	牛蒡子10g
法半夏10g	陈皮10g	茯苓12g	枳实6g
竹茹6g	白豆蔻10g	藿香10g	茵陈10g
滑石20g	木通5g	石菖蒲6g	连翘12g
射干10g			

7剂

（2）外洗方　守上方7剂。

（3）氯雷他定片　口服，10mg/次，1次/日。

2019年8月9日四诊：患者皮损消减，色褐黑，无明显瘙痒；舌质淡红，苔微黄腻，脉细弦。

（1）内服方　守上方7剂。

（2）外洗方　守上方7剂。

（3）氯雷他定片　口服，10mg/次，1次/日。

（4）转移因子胶囊　口服，2粒/次，3次/日。

2019年8月19日五诊：双下肢皮疹控制，干燥，无糜烂，双手有瘙痒；舌质红，苔微黄腻，脉弦细。

（1）内服方　守上方加荆芥10g、生石膏30g，7剂。

（2）外洗方　守上方7剂。

（3）复方黄柏洗液　外搽，2次/日。

2019年8月21日六诊：双下肢皮损消减，稍有隆起，无明显瘙痒。最近白天咳嗽。舌质淡红，苔白，脉弦。

（1）内服方

麻黄 6g	杏仁 10g	山香园叶 10g	甘草 6g
枇杷叶 10g	桑白皮 12g	牛蒡子 10g	青果 12g
鱼腥草 20g	南沙参 30g	白术 10g	茯苓 12g
法半夏 10g	陈皮 10g	竹茹 6g	枳实 6g
瓜蒌皮 12g	黄连 5g		

7 剂

（2）外洗方　守上方 7 剂。

2019 年 8 月 28 日七诊：双下肢皮疹已消退，留下色素沉着，手上皮损黑色斑片较前消退；咳嗽较前减轻；舌质红，苔微黄腻，脉细。

（1）内服方　守上方加桔梗 10g、枯蝴蝶 10、芦根 10g、连翘 10g，7 剂。

（2）外洗方　守上方 7 剂。

【按语】湿疹是一种发病因素复杂、内外因素兼有的，以皮损对称分布多形损害伴有渗出倾向、反复发作、病程迁延、经久不愈为特点的常见病、多发病。中医学称为"湿疮""血风疮""浸淫疮"等。喻老师认为本病病因病机复杂，但主要与素体禀赋不耐复感外邪，饮食失宜、脾胃伤败以及情志内伤等有关。

本患者属脾虚湿滞证，治当健脾除湿止痒。方中半夏、陈皮、南沙参、茯苓、竹茹、白术健脾化痰、除湿和胃；白豆蔻、石菖蒲、藿香芳香化湿祛浊；茵陈清热利湿，滑石、木通淡渗利湿；湿邪易阻滞气机，则用枳壳行气消积、化痰除痞；久病必累及气血，久病必瘀，以紫草凉血活血；黄连清热燥湿，干姜温中散寒、健运脾阳，两药配伍一收一散，避免脾阳运化湿邪受遏；甘草调和诸药。全方合用，使脾虚得健、湿邪得除。喻老师在临证过程中非常注重脾胃的调护，尽管该患者在病程中出现反复，湿热证候明显时使用较强清热利湿药物，也不忘使用益气健脾、调理脾胃之药顾护脾胃。湿疹治疗的同时，润肤剂的使用也非常重要，饮食要清淡，忌腥发、油腻、辛辣刺激之品。

（吴允波）

案 5　刘某，男，26 岁。2018 年 8 月 29 日就诊。

【主诉】阴囊起红斑、丘疹、脱皮伴痒 3 个月余。

【现病史】患者于 3 个月前出现阴囊起红斑、肿胀、脱皮，龟头处可见轻微糜烂，大腿内侧可见片状红斑，颜色鲜红，境界清楚，感瘙痒不适，稍感刺痛。在当地医院治疗 2 个月余，无效。为穿短裤坐油漆刚干的小凳子诱发。

【查体】阴囊红斑、肿胀、脱皮，龟头处可见轻微糜烂，大腿内侧可见片状红斑，颜色鲜红，境界清楚。舌质红，苔微黄腻，脉细弦。

【西医诊断】接触性皮炎。

【中医诊断】漆疮。

【证型】湿热毒蕴证。

【治法】清热祛湿，泻火解毒。

【处方】

（1）内服方

龙胆草 6g	栀子 6g	赶黄草 5g	紫草 10g
生地 10g	车前草 10g	生甘草 6g	当归 10g
茯苓 12g	法半夏 10g	陈皮 10g	枳实 12g
竹茹 6g	地骨皮 10g	牡丹皮 10g	刺蒺藜 15g
			7 剂

（2）外洗方

山香圆叶 10g	荆芥 30g	薄荷 30g	马齿苋 30g
鱼腥草 30g	苦参 30g	千里光 30g	生甘草 30g
半边莲 30g	南沙参 30g		
			7 剂

2018 年 9 月 6 日二诊：红斑、丘疹等症状明显好转，仍感稍痒，余症可；舌质红，苔微黄，脉弦。

（1）内服方　守方 7 剂。

（2）外洗方　守方 7 剂。

2018 年 10 月 10 日三诊：患者皮疹基本消退，未诉有瘙痒等其他不适。继续予外洗方 7 剂，巩固疗效。

【按语】接触性皮炎，是一种由于接触到刺激物品后发生的皮肤或黏膜急性炎症，在接触部位甚至以外的部位发生的炎症性反应。表现为红斑、肿胀、丘疹、水疱甚至大疱。可分原发性刺激和变态反应。多因化妆品、药物、化学物等引起。皮损一般仅局限于接触部位，以露出部位或接触部位为多，境界边缘清楚，形态与接触物大抵一致。但亦可因搔抓或其他原因将接触物带至身体其他部位而发病者，甚至因机体处在高度敏感状态而泛发全身，表现为红斑、肿胀、丘疹、脱皮，感瘙痒不适或刺痛等。去除原因和恰当处理后，通常易于痊愈。

中医学将其称为"漆疮""马桶癣"等。漆疮病名出自《诸病源候论·漆疮候》："漆有毒，人有禀性畏漆，但见漆便中其毒。喜面痒，然后胸臂胫腨皆悉瘙痒，面为起肿，绕眼微赤……亦有性自耐者，终日烧煮竟不为害也"。漆疮发生原理为"漆疮感受漆毒生，腠理不密肿掀红，初发觉痒后如疹，皮破流水更兼疼"。此证由人之腠理不密，感漆辛热之毒而生。初发面痒而肿，抓之渐似瘾疹，色红，遍传肢体掀痛，皮破烂斑，流水，甚者寒热交作。由于外感邪毒侵犯人体，加以体质虚弱，邪毒入侵日久化热，热毒炽盛，复感湿热之邪，湿毒内生，瘀阻肌肤，腠理不疏，可见皮肤起水疱、丘疹、颜色鲜红、刺痒明显、舌质红、苔黄腻、大便偏干等；由于发病日久，火热炽盛，耗伤津液及气血，气血津液不足不能荣养肌肤，延发为皮肤干燥、丘疹、皮肤肥厚、剧烈瘙痒等一系列气血津液不足征象。

本患者为湿热毒蕴证，治以清热祛湿、泻火解毒。方中以龙胆草、栀子清热泻火解毒；茯苓、车前草淡渗利湿，使湿热邪毒有排除之道；生地、紫草、地骨皮、牡丹皮凉血解毒，加强清热解毒祛火之功效；半夏、竹茹清热化痰，陈皮、枳实行气、条畅气机，合用健脾化痰，促进脾之运化水湿功能；甘草调和诸药。本方合用，使湿热得解、热毒得消。若瘙痒较甚可加白鲜皮、白花蛇舌草、荆芥、防风等以祛风止痒、清热解毒。

（吴允波）

案6 陈某某，男，8岁。2019年9月22日来诊。

【**主诉**】双耳糜烂流水渗出3个月。

【**现病史**】患者双耳糜烂流水，渗出淡黄色液体伴有瘙痒，耳部脱皮，糜烂边缘红肿明显。

【**查体**】耳部糜烂，边缘红肿。舌质红，苔黄腻，脉滑数。

【**西医诊断**】外耳湿疹。

【**中医诊断**】旋耳疮。

【**证型**】湿热蕴结型。

【**治法**】清热祛湿。

【**处方**】

柴胡 10g	法半夏 6g	白芍 6g	甘草 6g
黄芩 10g	干姜 5g	大枣 3枚	陈皮 6g
茯苓 10g	枳实 5g	竹茹 5g	黄连 3g
牛蒡子 10g	夏枯草 6g	荆芥 10g	南沙参 15g
白术 6g	广木香 6g	砂仁 6g	钩藤 6g
			14剂

2019年10月6日复诊：患者双耳糜烂处已愈合，现有结痂；舌质红，苔黄腻，脉滑数。原方加炒麦芽15g、炒谷芽15g，15剂。

2019年10月23日三诊：患者耳部糜烂已基本痊愈，偶有些许轻微痒；舌质红，苔黄腻，脉滑数。守二诊方再予7剂。

2019年11月1日四诊：患者诉无明显不适症状。舌质淡红，苔微黄，脉数。守二诊方7剂巩固疗效。嘱患者平素清淡饮食、注意卫生，避免接触刺激性物品。

【按语】 旋耳疮，即西医学的外耳湿疹。由于现代人生活节奏加快、饮食不健康、环境污染、大量化学用品的使用，以及现代人耳机的使用，使得旋耳疮的发病率逐年升高。其发病机制复杂，目前认为主要与细菌感染有关，并且涉及免疫功能异常，以及皮肤屏障功能障碍等方面。临床研究发现，外耳湿疹多发于小儿，以耳郭、外耳道局部皮肤为主，出现丘疹、糜烂、渗液及结痂等外部表现，患者往往自感瘙痒、疼痛，并且由于本病有易于复发、缠绵难愈的特性，所以往往给患者带来极大的生活上的不便与心理上的压力。中医学认为，旋耳疮的发病主要与脏腑失养有关，主要存在于两个方面，一为脾胃虚弱，肌肤不荣，失于濡养；二为过食辛辣刺激之品，饮食不节，以致脾胃失于健运。脾居中土，有运化水湿之能，脾失健运，则水湿不化，或酿生痰邪，或湿与热合，又与风邪相煽，而有走动，外溢肌肤，窜于肌表，以致皮肤糜烂流水。

本例患者年纪尚小然而体内湿热素盛，所谓肾主藏精，其开窍于耳，湿热之邪循经上泛。治则当以清热祛湿为主，除蕴结之湿热之邪，辅以祛风健脾。以黄芩、黄连、牛蒡子、夏枯草取清热祛湿之效；配合钩藤、法半夏、陈皮、茯苓、竹茹祛体内蕴藏之湿邪，使其湿邪得除，亦不至于病势缠绵不愈；再加白术、木香、砂仁健脾行气、运化脾胃。全方以清热祛湿为主，并结合息风健脾，故能达到良好疗效。

（张全辉）

案7 李某某，女，49岁。2019年10月6日来诊。

【主诉】 双手掌指水疱、脱皮、渗出、瘙痒20年余。

【现病史】 患者双手出现水疱，反复脱皮、渗液，且有瘙痒，偶尔身上也会痒，接触部位泛红瘙痒，大便日一行，面色黄，睡眠可。

【查体】 掌指关节出现绿豆大小水疱，出现脱皮。舌质淡，苔微黄，脉细弦。

【西医诊断】 汗疱疹。

【中医诊断】 汗疱疹。

【证型】 脾虚邪犯证。

【治法】 健脾益气，清热祛湿。

【处方】

太子参 15g	麦冬 10g	白术 10g	茯苓 12g
甘草 6g	南沙参 20g	法半夏 10g	陈皮 10g
竹茹 6g	枳实 6g	薏苡仁 20g	山楂 15g
连翘 15g	莱菔子 20g	麦芽 30g	神曲 15g
秦艽 15g	首乌藤 15g	乌梢蛇 12g	鸡内金 10g
栀子 6g			

14 剂

2019 年 10 月 20 日复诊：患者表示手掌水疱消退大半，脱皮及瘙痒症状大为缓解；舌质淡，苔微黄，脉细弦。守方再服 14 剂，密切观察病情变化。

2019 年 11 月 5 日三诊：患者手掌部水疱基本消失，少许脱皮，偶有少许瘙痒；舌质淡，苔微黄，脉细弦。原方加当归 10g，14 剂。

2019 年 11 月 19 日四诊：患者手掌部水疱基本消失，脱皮处皮肤痊愈，未见瘙痒感；舌质淡，苔微黄，脉细弦。

【按语】汗疱疹，又有"出汗不良性湿疹"的称呼，其作为一种常见皮肤病，以夏季为多发，并以水疱、瘙痒、脱皮为主要症状，主要累及患者掌趾部，并伴有瘙痒或灼热感。由于其有反复发作的特性，常常给患者带来工作生活上的极大不便。西医学对其成因暂未明确，目前主流观点暂认为其发生发展与真菌感染、变态反应，以及手或足部汗腺发达多汗等密切相关。目前临床上西医治疗汗疱疹主要运用激素类制剂，往往易于反复，难以获得良好疗效，而中医学对于汗疱疹素有独特理解与治疗思路。汗疱疹中医学曾有"蚂蚁窝"的别称，《疡医大全·蚂蚁窝》之中便有记载："蚂蚁窝，乃无意脚蚂蚁而成，或风湿结成，多生手足，形似蚁窝，俨如针眼，奇痒入心，破流脂水。"中医学认为汗疱疹的病机主要分为虚实两端，实证主要归于湿邪、热邪，湿热相交，困厄脾土，脾失健运，无法运化，蒸腾于里后发于腠理，故成水疱且反复脱皮。虚证则主要归结于心脾两虚，或久久劳神，或思虑过度，心脾之气受伤，脾气虚弱，而湿热内蕴，又合夏季暑热湿邪，内虚外邪使得疏泄失常，邪气循经流于手掌肌肤以致发病。

本例患者脾胃素虚，治当首以补益脾胃为主、祛除邪气为辅，以扶正祛邪为治则，以健脾益气、清热祛湿为治法。方用太子参、白术、茯苓、薏苡仁、枳实健脾益气；合健胃消食之麦芽、神曲、莱菔子、山楂，增强健脾之效，使得脾胃之气得补，生化气血；法半夏、陈皮、竹茹配栀子以燥湿清热；首乌藤、南沙参、乌梢蛇杀虫止痒。如此一来扶正祛邪相配，湿邪热邪得清，故收良好疗效。

（张全辉）

异位性皮炎

案1 曾某某，女，12岁。2019年5月11日初诊。

【**主诉**】眼周、口唇红肿结痂2年余，加重8个月。

【**现病史**】患者自诉2年前，双眼周红肿结痂，上下唇红肿脱皮，加重8个月，口服氯雷他定治疗，效果一般。

【**查体**】双眼眼周可见约为1cm的红斑区，口唇周围可见1.5cm红斑区，反复红肿结痂。舌红，苔黄，脉弦滑。

【**西医诊断**】异位性皮炎、唇炎。

【**中医诊断**】湿疮。

【**证型**】血燥热毒证。

【**治法**】解毒清热，凉血滋阴。

【**处方**】

青蒿10g	赶黄草5g	生地12g	金银花10g
北沙参12g	麦芽10g	当归10g	枸杞子12g
川楝子10g	升麻10g	川黄连5g	芒硝5g
知母10g	麦冬10g	川牛膝10g	乌贼骨6g
夏枯草6g	薏苡仁20g		

10剂

2019年5月22日复诊：患者服药10剂后眼周、唇周红肿明显消退，已无脱皮结痂症状；舌红，苔黄，脉弦滑。守方继续服用7剂。

2019年5月28日三诊：患者眼周皮色基本恢复正常，唇周仍有较浅红斑；舌红，苔薄黄，脉弦滑。予原方再进7剂。嘱清淡饮食，避免刺激。

2019年6月4日四诊：患者唇周肤色基本恢复正常，无不适症状。嘱患者停药，注意饮食与卫生。

【**按语**】异位性皮炎，又称特异性皮炎，中医学又有"浸淫疮""四弯风"等称呼，是一种慢性过敏性皮肤疾患，有明显的遗传倾向，并且本病在婴儿时期、青少年时期、成年时期各时期表现不同的临床特点。

此患者素体火热炽盛，再加禀赋不足，后天之脾胃失于运化，精血阴液化生不足，无以制衡火毒之邪。患者积热成毒，热毒循经脉上攻头面，《素问·五阅五使》曾述："口唇者，脾之官也"，而《脾胃论·卷上·脾胃盛衰论》亦表示"人之百病皆由脾胃衰而生也"，其中脾胃火毒循足阳明胃经循鼻入上齿，而脾开窍于口，故而导致口唇红肿结痂起皮。足厥阴肝脉连于目系，肝之火毒循厥阴经上灼，《内经》曰"肝气通于目"，故见双眼周红肿结痂。异位性皮炎之为病，常以湿、热、毒相结，故本病病程较长，缠绵难愈，在脏腑与肝、脾之热毒密切相关，且本例患者由于起病日久，体内阴血亦有严重耗伤，故病机以肝脾热毒为实、阴血不足为虚，治则当以泄实补虚为根本大法。方用青蒿、金银花、黄连直清胃腑之火以解热毒，再加泄热下火的芒硝、知母，此一清一泄，则脾胃火热之毒除之无虞；再配川楝子、赶黄草泻肝经之火，此来肝脾之火得清，取釜底抽薪之意。升麻清热解毒，升而能散，其一与引火下行之牛膝相配，一升一降；其二与黄连配伍，则黄连泻火无凉遏之弊。体内火毒炽盛，阴血受其煎灼而虚，故加凉血养阴清热之属如北沙参、麦冬、生地之品；最后再配当归、枸杞子、薏苡仁之属养血健脾，使祛邪与扶正并重，既清体内火毒之邪，又补脾养阴和血润燥；乌贼骨、夏枯草为治眼口周围病之要药，喻文球老师治疗相关疾病时常加之，可取得显著疗效。嘱患者忌食辛辣油腻之品，注意环境卫生，尽量少暴露于过敏原环境中，同时避免用过于刺激的药物、温度过高的热水清洗患处。

（张全辉）

案2　杨某某，女，25岁。2020年11月11日初诊。

【主诉】全身泛发性斑丘疹伴瘙痒20年。

【现病史】患者出生时就发现身体多处出现斑丘疹，全身泛发，头面、耳朵都有，皮损部潮红，并伴有瘙痒，抓破后有渗液，一年四季均如此发作，大便1日一行，偏干结，纳食尚可，睡眠差。

【查体】全身泛发红斑皮损，抓处糜烂渗液，皮损部潮红，多有抓痕。舌质红，苔黄腻，脉滑数。

【西医诊断】异位性皮炎。

【中医诊断】四弯风。

【证型】湿热蕴脾证。

【治法】健脾利湿，清热解毒。

【处方】

（1）内服方

山香圆叶10g	白术5g	茯苓6g	甘草3g
太子参10g	广木香5g	砂仁5g	黄连3g
钩藤5g	柴胡5g	蝉蜕3g	枳壳6g

金银花 10g	夏枯草 5g	地骨皮 10g

7 剂

（2）外洗方

薄荷 30g	千里光 30g	鱼腥草 30g	荆芥 30g
生甘草 30g	凤尾草 30g		

7 剂

（3）复方黄柏液涂剂　100mL/ 瓶，2 瓶，外用，每日 3 次。

2020 年 11 月 16 日复诊：患者头面耳朵处红斑消减，躯干部仍有皮损，夜间瘙痒加重；舌质红，苔黄腻，脉细数。守方加刺蒺藜 10g、紫草 10g，7 剂。并守前外洗方，在其基础上加入蛇床子 30g、地肤子 30g、陈皮 30g，再用 7 剂。

2020 年 11 月 25 日三诊：患者耳朵头面部红斑已消退，四肢处有些许皮损，皮肤干燥，精神可；舌质红，苔黄，脉细。二诊内服方去枳壳、刺蒺藜，加陈皮 6g、蒲公英 12g、南沙参 10g、竹茹 5g、荆芥 6g、蝉蜕 3g、太子参 10g、生牡蛎 10g、野菊花 6g，7 剂，并配合前外洗方。

2020 年 11 月 30 日四诊：患者全身泛发性皮损基本消退，色素已退，微有瘙痒感，精神佳；舌质红，苔黄，脉细数。嘱患者再内服 7 剂，配合外洗方 7 剂巩固疗效，后随诊未复发。

【按语】西医学认为异位性皮炎，是一种与遗传过敏体质有关的慢性炎症性皮肤病。本病的特点是皮疹好发于身体屈侧，干燥瘙痒，有渗出倾向。患者多自幼发病，常伴有哮喘、过敏性鼻炎等过敏性疾病。作为一种过敏性血管炎性皮肤病，本病病因复杂，可能与下列因素有关：①遗传因素：患者常有先天过敏体质；②环境因素：患者可由呼吸吸入、食入过敏原进入人体内，诱发皮肤的超敏反应；③免疫学说：患者血清及皮肤中 Th2 细胞显著增高，朗格汉斯细胞数量异常，引起异常的超敏反应。本病可分三个阶段：婴儿期、儿童期、青年成人期。常伴有皮肤干燥、哮喘、过敏性鼻炎、细菌感染性皮肤病。目前临床上多使用皮质类固醇激素、抗生素、抗组胺药进行治疗。因皮损好发于四肢弯曲部位，中医学将异位性皮炎称为"四弯风"，最早对此病的论述见于《外科大成》，"四弯风，生于腿弯脚弯。一月一发，痒不可忍，形如风癣，搔破成疮"。中医学认为四弯风的病因病机以脾虚湿热为病之本，风湿热邪为病之标。先天禀赋不耐，后天调养失当，脾失健运，水湿留恋，郁而化热，复感风湿热邪，内外之邪郁滞于肌肤而发病。病情迁延，反复发作，耗伤阴血，致使阴虚血燥，肌肤失养。

本例患者先天禀赋不耐，脾失健运，水湿留恋，郁而化热，病情迁延，耗伤阴血，致使阴虚血燥，肌肤失养。治疗上以健脾化湿为主。方用白术、茯苓、甘草、太子参、广木香、砂仁、柴胡、枳壳健脾化湿；湿去则热孤，予山香园叶、黄连、金银花、夏枯草、蝉蜕、地骨皮清热解毒，直折火邪之气。全方攻补兼施，各有侧重，而成清热解毒、健脾利湿之效。喻老师强调，本病日常调护应注意：①减少患者生活环境中的过敏原；②尽量避免各种外来刺激，贴身衣物宜选用纯棉制品；③居室温度、湿度适宜；④保持皮肤润泽，避免过度清洁、烫洗及搔抓，淋浴后应涂搽润肤品；⑤注意观察食物反应，若进食牛奶、鸡蛋、海鲜等皮疹加重，应避免食入。

（张全辉）

神经性皮炎

万某某，女，68 岁。2017 年 12 月 25 日就诊。

【主诉】双上下眼睑红斑、肿胀伴瘙痒 2 周。

【现病史】患者 2 周前无明显诱因双眼上下眼睑出现皮肤发红、肿胀，自觉瘙痒，口服抗过敏药物无效。

【查体】双眼上下眼睑皮肤潮红、肿胀，表面可见痂壳，尤以左上眼睑为重。舌质淡红，苔薄黄，脉弦细。

【西医诊断】神经性皮炎。

【中医诊断】牛皮癣。

【证型】湿热毒蕴证。

【治法】清热祛湿，泻火解毒。

【处方】

龙胆草 6g	黄栀子 6g	黄芩 10g	柴胡 10g
生地 15g	车前草 10g	泽泻 10g	生甘草 6g
当归 10g	南沙参 30g	白术 10g	茯苓 12g
木贼草 6g	夏枯草 6g	荆芥 10g	生石膏 20g
地骨皮 12g			

5 剂

2017 年 12 月 29 日二诊：左右眼上下眼睑红斑、肿胀稍减，稍有痒；舌质红，苔薄，脉细弦。继守方加全蝎 3g、蜈蚣 2 条，5 剂。

2018 年 1 月 3 日三诊：患者上述症状复发，双眼上眼睑皮肤潮红、红斑，下眼睑红斑不明显，上下眼睑均有肿胀、作痒，二便正常，纳眠尚可；舌质淡，苔白，脉弦细。

枇杷叶 10g	桑白皮 12g	升麻 10g	生石膏 30g

苍术 10g	麦冬 10g	川牛膝 10g	野菊花 10g
防风 10g	南沙参 30g	白术 10g	茯苓 12g
甘草 6g	全蝎 3g	蜈蚣 2 条	蝉蜕 6g
牛蒡子 10g			

5 剂

2018 年 1 月 10 日四诊：双眼红斑、肿胀加重，瘙痒较剧难忍；舌质红，苔薄，脉细。

龙胆草 10g	栀子 10g	黄芩 10g	柴胡 10g
生地黄 15g	泽泻 10g	车前草 10g	甘草 6g
当归 10g	茯苓 15g	通草 6g	南沙参 30g
白术 10g	升麻 10g	生石膏 30g	黄连 6g
麦冬 10g	川牛膝 10g	地骨皮 12g	

3 剂

2018 年 1 月 13 日五诊：上诉症状明显改善，皮损表面粗糙、干燥，稍有痒；舌质淡红，苔薄，脉细弦。守上方加蛇床子 15g、地肤子 15g，7 剂。

2018 年 1 月 19 日六诊：仍感瘙痒，红斑已消退；舌质淡红，苔薄，脉弦细。守 1 月 10 日方，7 剂。

2018 年 1 月 26 日七诊：红斑消退，尚有些作痒；舌淡，苔微黄，脉细弦。

龙胆草 10g	栀子 6g	黄芩 10g	柴胡 10g
生地黄 15g	车前草 10g	泽泻 10g	通草 6g
甘草 6g	当归 10g	南沙参 30g	茯苓 12g
白术 10g	升麻 10g	生石膏 30g	知母 10g
麦冬 10g	川牛膝 10g	刺蒺藜 15g	白鲜皮 15g
生牡蛎 20g			

7 剂

2018 年 3 月 14 日八诊：以上症状消退好转，但因过年吃鱼病情复发，双上眼睑可见红斑结痂，自觉瘙痒；舌质红，苔微黄，脉细弦。

龙胆草 10g	栀子 6g	黄芩 10g	柴胡 10g
生地黄 15g	车前草 10g	泽泻 10g	生甘草 6g
当归 10g	通草 6g	南沙参 30g	白术 10g
茯苓 15g	升麻 10g	生石膏 30g	黄连 6g
麦冬 10g	川牛膝 10g	地骨皮 12g	

10 剂

1个月后随诊，未见有复发。

【按语】神经性皮炎，又称为慢性单纯性苔藓，它是一种慢性皮肤神经功能障碍的皮肤病，易反复发作，病情较顽固。其皮疹好发于颈项、手肘、腘窝、骶骨、脚踝等处，初起自觉瘙痒不适，因搔抓或者摩擦不断刺激后出现粟粒样大小的多角形丘疹，融合成片，皮损皮肤增厚，皮脊隆起，沟纹加深，可见抓痕及出血，未见渗出。西医学认为其病因多与精神、饮食、环境等因素有关。中医学亦将神经性皮炎称为"摄领疮""牛皮癣""风癣""顽癣"等。隋·巢元方《诸病源候论·疮病诸候》"摄领疮候"中记述："摄领疮……生于颈上痒痛，衣领拂着即剧，云是衣领揩所作，故名摄领疮也。"明·陈实功在《外科正宗·顽癣》中曰："牛皮癣如牛项之皮，顽固且坚，抓之如朽木。"本病的皮损特点为皮肤粗糙肥厚、自觉剧烈瘙痒、好发于颈项等。对其病因病机，中医学认为本病多因情志内伤、心火内生、肝气郁结致血热、血虚、血瘀致肌肤失荣，或因饮食不节，脾胃失调，运化失职，又复感外湿，湿热蕴结，阻滞肌肤致肌肤失养等，引起皮肤出现粟粒样丘疹、剧烈瘙痒、干燥粗糙，因搔抓出现出血性抓痕、脱屑、肥厚、苔藓样变等表现。其中医证型分为风湿热结证、血虚风燥证等。

本例患者属湿热毒蕴证，且因肝胆湿热，湿热蕴结日久化为毒热，湿易困脾，且肝火过盛则乘脾，脾失健运，痰湿内生；眼睑为脾之肉轮，肝经上行连接目系，又开窍于目，故上下眼睑红斑、肿胀、作痒。治当清热祛湿、泻火解毒。方药为龙胆泻肝汤加减，方中以龙胆草大苦大寒，清利湿热、除火；黄芩、栀子苦寒泻火、清热燥湿，车前草、泽泻、茯苓利尿除湿，使湿热从小便解；白术健脾除湿；生石膏、地骨皮、夏枯草、生地、柴胡、南沙参、当归清热凉血兼有养血之效；木贼草、荆芥祛风清热祛湿；生甘草调和诸药。全方合用，使湿热、毒热、血热得清，效果良好。喻老师表示，神经性皮炎易反复发作，病情顽固，故在日常生活中皮肤护理尤为重要，同时饮食上也要多注意，以清淡饮食为主，精神紧张也会导致本病的愈后情况，故应调整好心态等同样是治疗的关键。

（吴允波）

玫瑰糠疹

凌某某，女，41岁。2020年6月7日来诊。

【主诉】面部红斑脱屑1年余。

【现病史】患者初期面部起红斑，瘙痒异常，搔抓后起白屑，自行用药（具体不详）后症状起伏，红斑区进一步扩大，并蔓延至其他部位，睡眠一般。

【查体】患者面部、鼻部出现红色圆形斑片，上有少量鳞屑。舌质红，苔黄腻，脉滑数。

【西医诊断】玫瑰糠疹。

【中医诊断】风热疮。

【证型】血热化燥证。

【治法】清热凉血，滋阴润燥。

【处方】

（1）内服方

北沙参 30g	麦冬 12g	生地 12g	当归 12g
枸杞子 12g	川楝子 10g	升麻 10g	川黄连 5g
生石膏 30g	知母 10g	川牛膝 10g	益母草 15g
白花蛇舌草 20g	青蒿 10g	金银花 15g	紫草 15g
南沙参 30g	黄柏 10g	五味子 10g	薏苡仁 20g

14 剂

（2）外用　以马齿苋煎水敷于面部，早晚各 1 次，并可用面霜护肤。

2020 年 6 月 21 日复诊：患者面部稍有些红斑，瘙痒症状较前减轻，大便日一行，睡眠情况尚可；舌质红，苔黄腻，脉滑数。嘱患者继续服药。

南沙参 30g	白术 10g	茯苓 12g	甘草 6g
法半夏 10g	陈皮 10g	竹茹 6g	枳实 6g
茵陈 10g	乌贼骨 15g	地骨皮 12g	佩兰 10g
虎杖 10g	青蒿 10g	薄荷 10g	滑石 30g
杏仁 10g	白蔻仁 6g	薏苡仁 30g	厚朴 10g
通草 5g	淡竹叶 10g	蒲公英 30g	广木香 6g
砂仁 6g			

14 剂

2020 年 7 月 5 日三诊：患者面部仍存在少许红斑，面积已不大，瘙痒脱屑症状已消失。守方加荷叶 10g，再进 14 剂。

2020 年 7 月 14 日四诊：患者晒太阳后仍出现红斑。继续予患者口服中药。

北沙参 30g	麦冬 12g	生地 12g	当归 12g
枸杞子 12g	川楝子 10g	金荞麦 10g	薏苡仁 30g
金银花 10g	滑石 30g	生地 5g	黄芪 12g
地骨皮 12g	杜仲 6g	荷叶 6g	升麻 10g
川牛膝 10g	南沙参 30g	白术 10g	茯苓 10g

白花蛇舌草 6g

14 剂

【按语】玫瑰糠疹是一种临床常见皮肤病，其以红斑、丘疹、鳞屑损害为主要特征，初起时往往先出现数个硬币大小的圆形红斑区，呈玫瑰红色，表面覆盖鳞屑，瘙痒剧烈，继之在头颈、四肢或躯干部出现形态相似稍小的红斑皮疹区，前者称为母斑，后者则称为子斑，且皮损往往呈对称分布，部分患者亦可出现头痛、发热、淋巴结肿大或者咽痛等表现。本病发病以青壮年为主，并可自行消退，一般愈后不再复发。中医学将玫瑰糠疹称为"风热疮"，早在《外科正宗》便有描述，"风癣如云朵，皮肤娇嫩，抓之则起白屑"。中医学认为，风热疮之为病，主要归结于血热风燥。血热内蕴，热邪之为病，往往易于化燥伤及阴津；风热外袭，伤及营血，致营血失和，人体之体表肌肤，失阴津之濡润、营血之滋养，而发为此病。

本例患者血热素盛，血热循经外溢，灼伤肌肤血络，故呈红斑；热盛伤及津液，化而为燥，体表肌肤失养，以致干燥脱屑。治疗上以清热凉血、滋阴润燥为根本大法。用药首以生石膏、知母、川黄连、黄柏、金银花、紫草、益母草清热解毒，直折火热；继之以大队滋阴润燥之药如北沙参、麦冬、生地、青蒿、五味子滋阴液、清燥邪；升麻与川牛膝一升一降，升药力直达病所，降热邪以便除之。喻老师强调本病除药物治疗外，患者应忌辛辣饮食，避免搔抓患处，同时应注意避免使用过于刺激的外用药物。

（张全辉）

结节性痒疹

案 1　喻某某，男，62 岁。2019 年 3 月 9 日来诊。

【主诉】全身泛发性红斑、丘疹、结痂 3 个月。

【现病史】全身泛发性红斑、丘疹、结痂，瘙痒剧烈，搔抓后出现皮损，曾于皮肤病医院治疗，效果不理想。

【查体】全身泛发性红斑、丘疹、结痂，以下肢为甚，经搔抓后出现皮损。舌红，苔黄腻，脉弦。

【西医诊断】结节性痒疹。

【中医诊断】马疥。

【证型】湿热蕴结证。

【治法】燥湿清热解毒。

【处方】

（1）内服方

南沙参 30g	白术 10g	山香圆叶 10g	茯苓 12g
甘草 6g	蒲公英 20g	法半夏 10g	陈皮 10g
苦参 10g	竹茹 6g	枳实 6g	紫草 20g
牡蛎 20g	茵陈 10g	荆芥 10g	地骨皮 10g
			7 剂

（2）复方黄柏液　100mL/ 盒，2 盒，外涂。

二诊：2019 年 3 月 16 日。患者目前皮损减少，瘙痒较前好转；舌红，苔黄腻，脉弦。

（1）内服方

紫草 20g	荆芥 10g	赶黄草 10g	生石膏 20g
黄芩 10g	地骨皮 12g	牡丹皮 10g	法半夏 10g
陈皮 10g	甘草 6g	茯苓 10g	枳实 6g
竹茹 6g	茵陈 10g	牡蛎 20g	全蝎 3g
蜈蚣 2 条			
			7 剂

（2）复方黄柏液　100mL/ 盒，3 盒，外涂。

三诊：2019 年 3 月 23 日。患者皮损结痂基本愈合，四肢瘙痒明显好转；舌红，苔黄腻，脉弦。守方加龙胆草 10g、栀子 5g，10 剂；予消风止痒颗粒 4 盒口服，2 包 / 次，3 次 / 日。

四诊：2019 年 4 月 13 日。患者皮损结痂脱落，四肢无明显瘙痒，大便日 1 行；舌淡红，苔薄黄，脉数。

（1）内服方

龙胆草 10g	栀子 6g	赶黄草 5g	黄芩 10g
柴胡 10g	生地 15g	车前草 10g	泽泻 12g
木通 6g	炙甘草 6g	当归 10g	全蝎 3g
地骨皮 12g	牡丹皮 10g	牡蛎 20g	蜈蚣 2 条
			7 剂

（2）复方黄柏液　100mL/ 盒，3 盒，外涂。

（3）消风止痒颗粒　3 盒，口服。

【按语】 结节性痒疹，其作为一种皮肤科常见疾病，以结节性皮损为主要表现，多分布于四肢，并以下肢为常见，伴有剧烈瘙痒，通常病程久，缠绵难愈，给患者造成极大的痛苦，是临床上一种复杂难治性皮肤疾患。中医学将结节性痒疹称为"马疥"，并对其有较早的认识，《诸病源候论》之中便有记载："马疥者，皮内隐嶙起作根墌，搔之不知痛"。马疥的发病，与湿邪关系最为密切，并且与风、热、毒邪息息相关，湿热毒邪蕴结肌肤，结聚体表，阻滞经络，灼伤皮肤，故成红斑丘疹结节。

本例患者素体脾虚，失于运化水湿，致使水液停聚，酿生痰湿，湿邪日久，郁而化热，最终湿热搏结；再加风邪相煽，泛溢肌肤，故发于全身；湿邪趋下、重着黏腻，导致马疥的发生以下肢为甚。以此为契机，治疗上必以祛湿为主线，再配合清热祛风解毒。方用茯苓、法半夏、陈皮燥湿，以除体内之湿邪；山香圆叶、蒲公英、苦参、紫草、竹茹、茵陈等清热之品以清解郁积之热毒；荆芥祛风止痒，配重镇之牡蛎以制风气妄动；白术、枳实健脾行气，治病求本，健脾以助运化，则湿邪不生；南沙参、地骨皮清热生津，以补因热邪而损伤的阴津。喻老师认为，结节性痒疹作为一类难治性、易复发的皮肤疾患，治疗上不可拘泥，采用中西医结合的方法，在内服中药的基础上可在前期适当配合抗组胺药或激素，可在收获远期疗效的同时，也让患者迅速缓解瘙痒症状，减轻其痛苦，也增强其对治愈疾病的信心。

（张全辉）

案2　陈某某，男，60岁。2019年7月28日就诊。

【**主诉**】全身性多发性结节、结痂伴瘙痒2年余。

【**现病史**】患者于2年前全身泛发红斑、丘疹、结节密集，色暗红，感瘙痒不适，入夏皮疹逐渐加重，剧烈瘙痒，白天尤甚，大便日1次，纳可，夜寐尚可。既往有肺气肿、肝囊肿病史。

【**查体**】全身泛发散在性红斑、丘疹、结节，密集分布。舌质淡红，苔微黄腻，脉弦数。

【**西医诊断**】结节性痒疹。

【**中医诊断**】马疥。

【**证型**】湿热瘀滞证。

【**治法**】清热祛湿，凉血息风。

【**处方**】

（1）内服方

白豆蔻 10g	藿香 10g	茵陈 10g	滑石 30g
木通 5g	石菖蒲 10g	黄芩 10g	连翘 12g

射干 10g	知母 10g	薄荷 10g	白茅根 12g
生石膏 30g	防风 10g	全蝎 3g	蜈蚣 2 条
南沙参 30g	白术 10g	茯苓 12g	甘草 6g
法半夏 10g	陈皮 10g	枳实 6g	竹茹 6g
			14 剂

（2）外洗方

苦参 30g	白茅根 30g	千里光 30g	鱼腥草 30g
枳壳 30g	陈皮 30g	香附 30g	百部 30g
蛇床子 30g	地肤子 30g	凤尾草 30g	刺蒺藜 30g
枯矾 30g	生甘草 30g		
			14 剂

2019 年 8 月 1 日二诊：患者诉瘙痒较前减轻，但头皮、脚板脓疮腥臭。舌质淡，苔白腻，脉细数。

（1）内服方

茯苓 15g	金银花 15g	紫花地丁 15g	川牛膝 10g
车前子 10g	苦参 10g	当归 10g	甘草 6g
黄连 6g	黄柏 10g	栀子 6g	石斛 20g
地骨皮 12g	生地 15g	车前草 10g	荆芥 10g
乌贼骨 10g	茵陈 10g	南沙参 30g	
			14 剂

（2）外洗

千里光 30g	鱼腥草 30g	地榆 30g	苦参 30g
生大黄 30g	石榴皮 30g	野菊花 30g	生甘草 30g
蒲公英 30g	金银花 30g		
			10 剂

2019 年 8 月 25 日三诊：患者诉头皮、脚板脓疮已消退，全身结节较前明显改善，稍有瘙痒，纳可，寐尚可，二便平。舌质红，舌苔微黄，脉细弦。

（1）内服方　守上方加肉桂 5g、五味子 10g，14 剂。

（2）外洗方　守上方加南沙参 30g，14 剂。

2019 年 9 月 10 日复诊：患者病情好转，皮疹基本消退，留有色素沉着，未诉瘙痒，二便调，纳眠可；舌质淡红，苔白，脉弦细。嘱继守上方 10 剂，以巩固疗效。

2 个月后随诊，皮疹逐渐消退，未见复发，无不适。

【按语】结节性痒疹，是一种慢性炎症性皮肤病，好发于四肢，以小腿伸侧面多见。皮损特点：结节样皮疹，较坚硬，黄豆至蚕豆大小，凸出平面，可呈疣状增生，前期颜色鲜红，后期颜色较暗，感剧烈瘙痒，搔抓时可见有渗出，消退后留有色素沉着，可因经常搔抓呈苔藓样化。西医学认为本病多与体质、环境、精神、药物等因素相关。中医学又将结节性痒疹称为"马疥"，其病因病机与饮食不节、阴血亏虚、外感湿邪等相关，前期多因饮食不节，脾胃受损，脾胃生化功能下降，水液不化，日久成湿，又外感湿邪，日久化热，湿热内蕴而化燥，又因湿阻经络使气血不通，故而可见皮疹为红色样结节，感剧烈瘙痒，搔抓时多有渗出液；又因久病或年迈者气血、津液亏虚，血燥津伤，不能荣养肌肤，化燥生风，可见皮肤干燥、瘙痒，皮疹多为暗红色结节或苔藓样。

本例患者属湿热瘀滞证，又兼有血虚化风，治当以清热除湿、凉血祛风为先。方中白豆蔻、白术、藿香、茵陈、茯苓、枳实、陈皮健脾除湿，兼化痰；白茅根、石菖蒲、滑石、木通清热除湿，兼有利尿之功，使热从小便除；黄芩清热燥湿；连翘、射干、生石膏、薄荷清热解毒兼以凉血；知母、南沙参养阴润燥、顾护津液，以防化燥之药太过；防风、全蝎、蜈蚣凉血祛风以止痒；甘草调和诸药。若患者皮疹不甚，湿热毒甚者可加百部、蛇床、地肤子、凤尾草、刺蒺藜等清热解毒、燥湿止痒；阴虚者加栀子、地骨皮、生地等滋补阴津之药。结节性痒疹病情顽固，易反复发作，在日常生活中，要注意保护皮肤，可以涂保护皮肤屏障的润肤品，注意保湿，后期护理很重要。同时精神压力、饮食辛辣以及带发食品等容易影响本病，故适当进行心理疏导，减轻焦虑，并进行合理的饮食生活干预，同样是治疗的关键。

（吴允波）

荨麻疹

案1　吴某某，女，35岁。2019年5月7日来诊。

【主诉】身上瘙痒，抓之起痕、起风团半年余。

【现病史】患者半年来身上作痒，搔抓后起痕、起风团，睡眠质量较差，多梦。

【查体】皮肤经搔抓后起风团，高出皮肤，色红，境界清楚。舌淡红，苔黄腻，脉滑。

【西医诊断】人工荨麻疹。

【中医诊断】瘾疹。

【证型】湿热壅盛、风气内扰证。

【治法】清热燥湿，祛风止痒。

【处方】

（1）内服方

南沙参 30g	白术 10g	赶黄草 5g	茯苓 10g
甘草 6g	法半夏 10g	陈皮 10g	枳实 6g
竹茹 6g	黄连 6g	干姜 10g	大枣 3 枚
柴胡 10g	防风 10g	乌梅 10g	五味子 15g
丹参 10g	香附 10g	菟丝子 30g	

7 剂

（2）补肾养血丸　3 盒，口服。

2019 年 5 月 14 日复诊：患者诉用药后，瘙痒好转，搔抓后起痕也明显改善。舌淡红，苔黄腻，脉滑。予患者补肾养血丸 4 盒，配合口服中药。

当归 10g	白及 12g	柴胡 10g	黄芩 10g
白术 10g	甘草 6g	薄荷 6g	郁金 10g
川芎 10g	生地 15g	菟丝子 30g	仙茅 12g
淫羊藿 12g	知母 10g	黄柏 10g	

9 剂

2019 年 5 月 20 日三诊：患者表示目前搔抓起痕进一步好转，瘙痒症状减轻。舌淡红，苔黄腻，脉滑。予患者口服转移因子口服液 5 盒，配合口服中药。

赶黄草 5g	北沙参 30g	麦冬 10g	生地 12g
当归 10g	枸杞子 12g	川楝子 12g	南沙参 30g
白术 10g	茯苓 12g	甘草 6g	浮萍 10g
柴胡 10g	防风 10g	乌梅 10g	五味子 6g
牡蛎 20g	火麻仁 30g		

15 剂

2019 年 6 月 8 日四诊：患者现症状基本消失，偶有瘙痒，情况良好。守前方加贯众 12g，嘱患者再进 7 剂后停药。

【按语】人工荨麻疹，是以搔抓后引发皮肤上的条状水肿性风团为主要表现的一种皮肤病，又称为皮肤划痕症，其发病原因复杂，西医学对其成因尚不清楚，其作为常反复发作的皮肤疾患，目前尚未有特殊疗法。中医学将人工荨麻疹归于"瘾疹"范畴，又有"游风""风疹块""赤疹""逸风"等称呼。对于瘾疹，《金匮要略》之中便有记载："邪气中经，则身痒而瘾疹"；《诸病源候论》也记载道："邪气客于肌肤，复逢风寒相折，则起风瘙瘾疹"。中医学认为瘾疹之为病，与风邪密切相关，风性善行数变、走窜不定，泛溢肌肤而不得疏泄，郁于皮肤腠理之间不得透达，致营卫失调，生为瘾疹。瘾疹的发生，与肺脾二脏密切相关，脾主肌肉四肢，肺主皮毛，肺气虚则卫外不固，脾气虚则肌肉失养，正气不足，无以祛邪外出。

本例患者由于素体脾虚或饮食内伤，脾气虚弱运化无力，湿邪内生，痰饮停聚，郁而化热，痰饮湿热伏于肌表，加之内风煽动，一旦肌腠受伤，则成瘾疹。治疗上应当以清热燥湿、祛风止痒为根本大法。方以赶黄草、黄连清热除湿；陈皮、茯苓燥湿化痰；枳实、白术健脾行气；柴胡、防风祛风以止风气内动；丹参、香附行气化瘀；五味子、菟丝子补肺益肾；南沙参、乌梅养阴，固护受损之阴液。喻老师强调，人工荨麻疹的治疗较为复杂，除了中医有效的辨证论治外，还可以运用针灸、拔罐等中医特色疗法。患者忌食油腻辛辣、海鲜牛羊，养成良好生活作息习惯，有助于人工荨麻疹的治疗。

（张全辉）

案2　李某，女，32岁。2017年7月4日就诊。

【**主诉**】全身起风团伴痒2个月。

【**现病史**】患者今年5月5日忽然全身起风团，伴有剧烈瘙痒，先后在某附院及某皮肤医院就诊，口服盐酸西替利嗪片、地氯雷他定片（每日2次），服药后风团渐消，瘙痒缓解，但第2天仍有新发风团，风团成大片状，瘙痒剧烈，纳尚可，寐欠安，大便干结。

【**查体**】全身可见大面积红斑、风团。舌质红，苔薄，脉弦细。

【**西医诊断**】慢性荨麻疹。

【**中医诊断**】瘾疹。

【**证型**】营卫气血失和型。

【**治法**】调和营卫，疏风散寒。

【**处方**】

（1）内服方

南沙参 30g	白术 10g	茯苓 12g	甘草 6g
柴胡 10g	防风 10g	乌梅 10g	五味子 5g
荆芥 10g	当归 10g	火麻仁 30g	桂枝 10g
白芍 12g	浮萍 10g	地骨皮 10g	牛蒡子 10g
黄连 6g	枳实 12g		

7剂

（2）氯雷他定片　口服，10mg/次，1次/日。

2017年7月12日二诊：患者诉药后躯干未见风团，手上仍可见少许风团，瘙痒不适，现已停服抗过敏药氯雷他定片，睡眠可，大便平。舌质淡红，苔薄，脉弦细。嘱继守原方，7剂。

2018年5月7日三诊：患者诉去年治疗后一直没有再发风团。半个月前，全身又出现红色风团，伴瘙痒、灼热感，风团只在夜间发作，口服氯雷他定片症状稍缓解，大便2日一行，夜寐欠安，瘙痒影响睡眠。舌质淡红，苔微黄，脉细数。

柴胡 10g	防风 10g	乌梅 10g	五味子 6g
南沙参 30g	白术 10g	茯苓 15g	当归 12g
火麻仁 30g	生牡蛎 20g	生龙骨 20g	地骨皮 12g
牡丹皮 10g	黄连 6g	枳实 12g	浮萍 10g
赶黄草 5g			

7剂

1个月后，患者诉上次服药后全身未再起风团。

【按语】此患者证属营卫气血失和，因风寒外袭，客于肌表，致使营卫失调而发。故以桂枝汤做底，调和营卫、疏风散寒；再加瘾疹病经验方"平敏煎"（柴胡、乌梅、五味子），同桂枝汤起到收敛得当、调和营卫的功效；患者大便干结、舌质红兼有里热，予火麻仁润肠，枳实行气通便，黄连、牛蒡子、浮萍清热；同时注重脾胃的调护，主要用四君子汤加减，四君子汤中把人参改成南沙参，补气同时保护阴液；佐以防风、荆芥等祛风之药疏风止痒，共同达到调和营卫、固护脾胃、祛风散寒之效。最后一次复诊时，患者只在夜晚发作风团，故以桂枝龙骨牡蛎汤加减，重镇潜阳，以达到阴平阳秘，故风团未再发作。

（吴允波）

案3 陈某某，女，36岁。2017年11月29日就诊。

【主诉】全身起风团伴痒5年余。

【现病史】患者5年前全身起风团伴瘙痒，反复发作。诉面部发热发红无休止，激动、遇热、运动后更甚。平素怕冷，常年手足冰冷，夜寐欠安，梦多，易惊醒，大便干结，3~7日一行。月经规律，量质如常，纳可，情绪易激动，烦躁。当地使用卡介苗治疗半年，脱发严重。辅助检查：血常规（－）；尿常规（－）；生化系列（－）。

【查体】全身红色风团。舌质红，苔微黄，脉细弦。

【西医诊断】慢性荨麻疹。

【中医诊断】瘾疹。

【证型】胆热痰扰证。

【治法】利胆和胃，调和寒热。

【处方】

黄连 6g	枳实 12g	竹茹 6g	法半夏 10g
陈皮 10g	甘草 6g	南沙参 30g	白术 10g
茯苓 12g	柴胡 10g	防风 10g	乌梅 10g
五味子 5g	浮萍 10g	路路通 10g	肉桂 3g
知母 10g	黄柏 10g	地骨皮 12g	

7 剂

2017 年 12 月 9 日二诊：患者诉药后风团仍发作，面部发红如前。舌质红，苔薄，脉弦细。方药调整如下：

柴胡 10g	法半夏 10g	党参 12g	甘草 6g
黄芩 10g	蒲公英 20g	枇杷叶 10g	桑白皮 12g
南沙参 30g	白术 1og	茯苓 12g	当归 10g
白芍 12g	薄荷 6g	龙骨 20g	牡蛎 20g
地骨皮 12g	全蝎 3g		

14 剂

2017 年 12 月 25 日三诊：患者病情明显好转，舌质红，苔薄，脉弦细。

生地 15g	熟地 20g	山茱萸 15g	怀山 15g
牡丹皮 12g	地骨皮 12g	知母 10g	黄柏 10g
墨旱莲 15g	女贞子 15g	石斛 30g	南沙参 30g
白术 10g	茯苓 12g	甘草 6g	柴胡 10g
郁金 10g	全蝎 3g		

7 剂

2018 年 4 月 26 日四诊：患者很久未服任何药物，全身风团发作较少，瘙痒不甚，面部基本不红，但自觉微微发热，手足还冰冷，寐安；舌红，苔薄，脉弦细。

桂枝 10g	白芍 15g	甘草 6g	干姜 6g
党参 12g	白术 10g	南沙参 30g	茯苓 12g
柴胡 10g	防风 10g	乌梅 10g	五味子 6g
黄连 6g	肉桂 3g	枳实 12g	竹茹 6g
法半夏 10g	陈皮 10g	赶黄草 5g	

7 剂

1 个月后随诊，患者诉全身未再起风团，手脚也不太冰冷了。

【按语】此患者胆热痰扰证显著，夜寐欠安，梦多易于惊醒，大便干结，舌质红苔微黄，脉弦数，故以温胆汤为主方加减；脾胃为生痰之源，应补养脾胃，以四君子汤人参改成南沙参，补气健脾；患者既有面部发热发红，又有怕冷、畏寒，寒热错杂，故给予乌梅丸主要药物黄连、黄柏、当归、知母、肉桂等调和寒热，以地骨皮除蒸；另以平敏煎、防风、浮萍等瘾疹病经典用药辅佐对症治疗。再次复诊时，药效不十分理想，在原方基础上将清里热诸药改为清表热药，轻浮上面，治疗面部发热发红；加龙骨、牡蛎加强潜阳之功，更益退红祛热；同时加用动物祛风药全蝎，加强祛风止痒之功。全方共同达到祛风止痒、利胆和胃、固护脾胃的功效。

（吴允波）

案 4　林某，女，35 岁。2020 年 8 月 23 日就诊。

【主诉】全身起风团作痒 1 年。

【现病史】患者 1 年前不慎被蚂蚁咬伤，当时全身迅速出现大量红色风团，瘙痒剧烈，当时未重视，至附近社区卫生所予以抗过敏治疗后，风团消退，瘙痒缓解。但随后全身反复出现大量鲜红色风团，大小形态各异，时发时消，消退后不留痕迹，受压的地方明显，瘙痒较甚。先后多次自行购买抗过敏药西替利嗪片口服，症状时轻时重，常夜间明显，影响睡眠，做梦多，食欲不好，胃脘部疼痛，进食后明显，大便日一行；月经有血块，色暗，5~7 天干净，1 个月 1 次。为求治疗今来我院就诊，刻下症见：全身散在淡红色大小不等的风团，瘙痒较甚，纳差，时有腹胀，无胸闷腹痛。

【查体】全身散在淡红色大小不等的风团，形态各异，受压部位明显，皮肤划痕征阳性。舌质红，苔黄腻，脉细数。

【西医诊断】①慢性荨麻疹；②胃病；③失眠。

【中医诊断】瘾疹。

【证型】气血失和、胆郁痰扰证。

【治法】理气健脾消食，化痰利胆。

【处方】

法半夏 6g	陈皮 10g	甘草 6g	茯苓 12g
枳实 6g	竹茹 6g	南沙参 30g	白术 10g
广木香 10g	砂仁 6g	蒲公英 30g	黄连 6g
肉桂 5g	五味子 6g	柴胡 10g	防风 10g
乌梅 5g	荆芥 12g	地骨皮 12g	牡蛎 20g

莱菔子 20g	神曲 20g	炒谷芽 20g	炒麦芽 20g
			10 剂

2020 年 9 月 6 日二诊：西替利嗪片已 2 周未吃，全身未见风团新发，未诉瘙痒，胃脘部疼痛消失，饮食基本正常，入睡还较难；舌质红，苔微黄，脉细。守上方加三七 3g（打），继服 14 剂。

1 个月后随访，患者诉服完药后未再发风团，饮食、睡眠正常。

【按语】瘾疹是一种皮肤出现风团的瘙痒性、过敏性皮肤病。其临床特点是皮肤上出现风团，色红或白，形态各一，发无定处，骤起骤退，退后不留痕迹。《诸病源候论》中曰："邪气客于皮肤，复逢风寒相折，则起风瘙瘾疹。"古代文献中称为"瘾疹""风疹块"等。本病相当于西医学的荨麻疹。总由禀赋不足，复感外邪所致。先天禀赋不足，表虚不固，风寒、风热外袭，客于肌表，致使营卫失调而发；或饮食不节，过食辛辣肥厚，或有肠道寄生虫，使肠胃积热，复感风邪，内不得疏泄，外不得透达，郁于皮毛腠理之间而发。此外，情志内伤、冲任不调、肝肾不足、血虚生风生燥，阻于肌肤也可发生。

该患者全身起风团伴有胃脘部饱胀疼痛、失眠多梦，证属气血失和、胆郁痰扰，治当以理气健脾、化痰利胆为主。方中香砂六君子补气健脾、消食和胃导滞；温胆汤理气化痰、和胃利胆；黄连、肉桂组成交泰丸，交通心肾，针对久病致心火旺盛、肾水不济导致的失眠多梦；五味子、柴胡、防风、乌梅组成的过敏煎，乃祝谌予治疗各种过敏的有效方；再加莱菔子、神曲、炒谷麦芽健脾消食。全方共奏理气健脾消食、化痰利胆之功效。

（吴允波）

案 5 刘某，女，31 岁。2018 年 2 月 28 日来就诊。

【主诉】全身风团伴痒 3 个月。

【现病史】患者 3 个月前无明显诱因全身出现淡红色风团，感瘙痒不适，时有胸闷，影响睡眠，难以入睡，曾自行口服抗过敏药物西替利嗪，用药时症状缓解，停药则复发。

【查体】全身散在黄豆至蚕豆大小不等淡红色风团，部分融合成片，皮肤划痕征阳性。舌质淡，苔白，脉弦细。

【西医诊断】荨麻疹。

【中医诊断】瘾疹。

【证型】脾虚不固、风寒束表证。

【治法】祛风散寒，健脾益气。

【处方】

南沙参 30g	白术 10g	茯苓 12g	地骨皮 12g
甘草 6g	浮萍 10g	路路通 6g	柴胡 10g
五加皮 10g	乌梅 10g	五味子 10g	生龙骨 20g
生牡蛎 20g	苍耳子 10g	火麻仁 10g	全蝎 3g

　　7 剂

2018 年 3 月 6 日二诊：患者诉用药时无新发风团，但今晨双上肢仍见风团，瘙痒不适，无胸闷不适。舌质淡红，苔白，脉细数。

（1）内服方

南沙参 30g	防风 10g	茯苓 12g	地骨皮 12g
甘草 6g	浮萍 10g	路路通 10g	柴胡 10g
牡丹皮 10g	乌梅 10g	五味子 10g	全蝎 3g
蜈蚣 2 条	当归 10g	火麻仁 20g	枳壳 12g

　　11 剂

（2）氯雷他定片　口服，5mg/ 次，1 次 / 日。

2018 年 3 月 17 日三诊：患者诉晨起仍有新发风团，瘙痒不适，氯雷他定片已减至 2.5mg/d。舌淡红，苔白，脉细数。

南沙参 30g	防风 10g	茯苓 12g	地骨皮 12g
甘草 6g	浮萍 10g	路路通 10g	柴胡 10g
牡丹皮 10g	乌梅 10g	五味子 10g	全蝎 3g
蜈蚣 2 条	当归 10g	火麻仁 20g	枳实 12g
荆芥 10g	白术 10g		

　　7 剂

2018 年 3 月 24 日四诊：患者诉晨起偶感上肢瘙痒不适，风团数目较前减少。舌质红，苔薄黄，脉弦数。

南沙参 30g	防风 10g	茯苓 12g	甘草 6g
浮萍 10g	路路通 10g	柴胡 10g	乌梅 10g
五味子 10g	全蝎 3g	蜈蚣 2 条	黄连 6g
枳实 12g	荆芥 10g	白术 10g	枳壳 12g
法半夏 9g			

　　7 剂

2018 年 4 月 1 日五诊：患者诉仍有少量新发风团，风团容易消退。舌质红，苔淡，脉弦。继守上方加牡蛎 20g，14 剂。

3个月后随诊，患者诉上次治疗后未再复发。

【按语】荨麻疹是一种以全身出现风团、风团可于24小时内自行消退为特点的皮肤疾患。本病发病时瘙痒难忍，同时可发于胃肠道、上呼吸道等部位，病情严重时可出现胸闷、呼吸困难、咽喉梗阻等情况。西医学认为本病病因复杂，一般与环境、感染、精神以及自身免疫等因素相关。在中医学中称为"瘾疹""风疙瘩"或"风疹块"，《素问》云："风邪客于肌中则肌虚，真气发散，又被寒搏皮肤，外发腠理，开毫毛，淫气妄行之则为痒也"。主要分为风寒证、风热证、胃肠湿热、毒热炽盛、气血亏虚五个证型。中医学认为瘾疹发病主要是由于素体禀赋不耐，外加六淫之邪的侵袭；或饮食不节、肠胃湿热；或平素体弱、气血不足，卫外不固所致。

本例患者主要是脾虚不固，加之风寒束表所致。治当以祛风散寒、健脾益气为法。方以四君子汤中人参换成南沙参，在益气的同时起到养阴润肺、益胃生津之效；白术、茯苓健脾祛湿；浮萍、路路通祛风散寒；"治风先治血，血行风自灭"，牡丹皮、当归养血祛风，同时蜈蚣、全蝎为虫类药物，善搜经络之风；枳壳、火麻仁则行气、润肠通便；乌梅、五味子、柴胡合为过敏煎；甘草调和诸药。全方合用健脾益气、养血祛风，同时有收有散、有补有泻、有升有降，使体内津液不耗伤、气血运行有常。同时，对于抗组胺药进行逐步减量可使患者瘙痒症状得到明显缓解，将患者的睡眠及生活恢复正常，对于疾病的治疗也是十分关键。

（吴允波）

银屑病

案1 潘某某，女，29岁。2019年4月30日来诊。

【主诉】全身泛发红斑鳞屑皮损3个月。

【现病史】患者泛发红斑伴鳞屑性皮损，开始时较少，后来播散性地发生于头面、四肢，瘙痒。大便不通畅，目前正处于哺乳期，胃口较差，睡眠一般。

【查体】头面、四肢散在性存在较多的淡红色红斑，上覆盖白色鳞屑。舌红，苔黄腻，脉细弦。

【西医诊断】银屑病。

【中医诊断】白疕。

【证型】湿热内蕴证。

【治法】清热祛湿。

【处方】

（1）内服方

赶黄草 5g	法半夏 10g	陈皮 10g	甘草 6g
茯苓 15g	南沙参 30g	炒白术 10g	枳实 6g
竹茹 6g	干姜 6g	大枣 3 枚	黄连 6g
贯众 12g	槐花 20g	莱菔子 20g	蒲公英 20g
神曲 20g			

14 剂

（2）外洗方

山豆根 10g	苦参 30g	千里光 30g	鱼腥草 30g
香附 30g	陈皮 30g	苦参 30g	野菊花 30g
荆芥 30g			

14 剂

（3）复方黄柏液　外洗。

（4）转移因子口服液　口服。

2019 年 5 月 15 日复诊：患者诸症减轻，红斑及皮损均较前好转，瘙痒减轻。守方 14 剂。

2019 年 6 月 1 日三诊：患者身上红斑区域基本消失，瘙痒症状大为减轻。目前胃口一般，大便情况好，1 日 1 次。原方加山楂 10g、谷芽 10g、麦芽 10g、鸡内金 10g，7 剂。

2019 年 6 月 9 日四诊：患者全身无明显皮损，否认瘙痒等不适症状。嘱患者清淡饮食，调整作息，避免复发。

【按语】 银屑病作为临床上一种常见的炎症性皮肤病，其以红斑、鳞屑性皮损为主要表现，并有瘙痒等不适感。西医学对其成因暂不清楚，目前医学界主要存在遗传学说、感染学说、内分泌学说、免疫异常学说等。中医学对银屑病有较早的认识，又有"白疕""干癣""风癣""松皮癣""松癣"等名称，《诸病源候论》之中便记载："白癣之状，白色，瘴瘴然而痒"；王焘《外台秘要》亦记载："病源干癣，但有匡郭，皮枯索，痒搔之白屑出"。白疕之为病，总与血热有关。血热为白疕发病的关键所在，热毒深入营血，客于肌肤，致使营卫失和，灼伤血络，故而出现红斑；热盛伤及阴津，阴血耗伤，肌肤无阴津充养，而致鳞屑产生。银屑病的发生，在脏腑与肺脾密切相关。肺主气合皮毛，通调水道，脾主运化，肺脾功能失调，肺气不布，脾失健运，水液内聚，湿邪内生，郁久化热；脾主肌肉、肺合皮毛，湿热内蕴体表，而成白疕之证。

本例患者外感六淫，邪热内生，内入营血，邪热灼伤肌肤，进而化燥的同时，又兼湿热。治之必以清热祛湿为重点，辅以养阴润燥。方以赶黄草、黄连、蒲公英、贯众清解血分热毒；再以法半夏、陈皮、茯苓健脾燥湿，除体内之湿邪；辅以南沙参养阴生津润燥；患者胃口较差，故配以炒白术、莱菔子、神曲、枳实健脾消食。在内服方的基础上，再配合一众清热燥湿解毒之药组成的外洗方，内外合用，则热毒得解、湿热得清。喻老师强调，银屑病作为一种皮肤科常见的，且难治愈、易复发的皮肤病，其预防与平日的调护更是重中之重，首先必须忌口，海鲜、牛羊肉及辛辣刺激之品应忌食，其次注意保持生活作息的规律，最后应避免使用刺激性过大的外用药物。

（张全辉）

案2 周某，女，38岁。2020年10月9日来诊。

【主诉】全身泛发红斑7天。头面下肢少许红斑鳞屑3年。

【现病史】患者7天前无明显诱因出现全身散在红斑，伴瘙痒，于当地医院打针、照光（具体不详）治疗，无明显好转。现患者全身多处泛发红斑，上覆银白色鳞屑，可见大量抓痕、渗液、结痂。纳可，眠可，大便日一行。

【查体】患者全身泛发红斑，上覆银白色鳞屑，部分融合成片，存在薄膜现象。舌红，苔黄腻，脉细数。

【西医诊断】银屑病。

【中医诊断】白疕。

【证型】湿毒蕴结证。

【治法】清热利湿，解毒通络。

【处方】

（1）内服方

赶黄草 5g	南沙参 30g	白术 10g	茯苓 10g
甘草 6g	法半夏 10g	陈皮 10g	竹茹 6g
枳实 5g	蒲公英 20g	黄连 3g	干姜 3g
青黛 5g	贯众 12g	山豆根 6g	紫草 20g
土茯苓 12g	金银花 12g	生槐花 15g	

7剂

（2）复方黄柏液 2瓶，外用，每日2次。

（3）转移因子口服液 3盒，口服，每日3次。

2020年10月16日复诊：患者上述症状消退，鳞屑减少，仍有散在红斑；舌质红，苔微黄，脉细数。

赶黄草 5g	紫草 20g	土茯苓 20g	金银花 15g
生槐花 15g	青黛 5g	贯众 12g	山豆根 6g
南沙参 30g	白术 10g	茯苓 10g	甘草 6g
法半夏 10g	陈皮 10g	竹茹 6g	枳实 5g
蒲公英 30g	北沙参 30g	地骨皮 12g	

7 剂

2020 年 10 月 24 日三诊：上述症状进一步消退，舌质红，苔薄白，脉细数。守方 7 剂，配合转移因子口服液 2 盒。

2020 年 10 月 30 日四诊：上述症状持续消退，入睡困难；舌质红，苔薄黄，脉细数。守方加黄连 5g、肉桂 3g、五味子 10g，7 剂，配合转移因子口服液 2 盒。

2020 年 11 月 13 日五诊：患者皮损干燥，皮屑少，有少量渗液，躯干及双上肢明显好转，双下肢仍有较多皮损；大便日一行，纳可，眠一般；舌质红，苔薄黄，脉细数。

（1）内服方

赶黄草 5g	北沙参 30g	白术 10g	茯苓 10g
南沙参 30g	甘草 6g	麦冬 10g	生地 10g
当归 10g	枸杞子 12g	川楝子 12g	地骨皮 12g
荆芥 12g	紫草 20g	土茯苓 20g	金银花 10g
生槐花 20g	青黛 5g	贯众 10g	山豆根 6g

7 剂

（2）转移因子口服液　3 盒，口服。

2020 年 11 月 20 日六诊：患者腹部皮损基本消失，背部及四肢皮损消退明显，下肢皮损稍肥厚，伴瘙痒，纳眠可，二便调；舌质红，苔薄黄，脉细数。守前方加桂皮 10g、赤芍 10g、牡丹皮 10g，7 剂，配合复方黄柏液 1 瓶外用。

【按语】银屑病是免疫介导的多基因遗传性皮肤病，是一种慢性病，多在冬季复发或加重，夏季缓解。其以鳞屑性红斑为主要表现，可融合成斑块，可局部或广泛分布。西医学对银屑病的确切病因尚不清楚，目前主要认为是遗传因素、环境因素相互作用，导致疾病的发生。中医学称为"白疕"，又有"干癣""松皮癣""蛇虱""白壳疮"等名称，《外科大成·白疕》中记载："白疕，肤如疹疥，色白而痒，搔起白疕，俗称蛇虱"；《诸病源候论》中亦有记载："白癣之状，白色，碰碰然而痒"。白疕之为病，多因素体营血亏损，血热内蕴，化燥生风，肌肤失养导致。

本例患者内有蕴热，复感湿热之邪，内外之邪相合，郁于血分，血热生风，故见皮损。治之以清热利湿、解毒通络为重点。方以赶黄草、竹茹、黄连、蒲公英、贯众、山豆根清解血分热毒；金银花甘寒清热不伤胃，芳香透达而祛邪；青黛、紫草，生槐花凉血消斑；白术、法半夏、陈皮、茯苓燥湿健脾；南沙参养阴润燥；甘草调和诸药。在内服方的基础上，配合复方黄柏液外洗，共奏清热利湿之功效。

（张全辉）

案 3 陈某某，女，33 岁。2018 年 4 月 24 日初诊。

【主诉】全身泛发红斑、丘疹伴鳞屑 3 个月余。

【现病史】患者 3 个月前面部、躯干、四肢出现红斑、丘疹，表面覆盖多层干燥性银白色鳞屑。曾于某市级中医院治疗，口服复方甘草酸苷片，外搽卤米松，效果一般。

【查体】颜面、躯干、四肢散在红斑、丘疹、斑块，表面可见较多银白色鳞屑。血常规：白细胞 6.11×10^9/L，红细胞 6.11×10^{12}/L，血红蛋白 110g/L，血小板 198×10^9/L。尿常规：（-）。舌质红，苔黄，脉弦数。

【西医诊断】斑块状银屑病。

【中医诊断】白疕。

【证型】血热内蕴证。

【治法】清热凉血，解毒消斑。

【处方】

（1）内服方

紫草 30g	土茯苓 20g	金银花 15g	生甘草 6g
青黛 6g	贯众 12g	山豆根 6g	南沙参 30g
白术 10g	茯苓 10g	黄连 6g	枳实 12g
竹茹 6g	法半夏 10g	陈皮 10g	生槐花 30g
赶黄草 5g			

10 剂

（2）外洗方

山香圆叶 10g	苦参 30g	千里光 30g	鱼腥草 30g
生大黄 30g	枯矾 30g	马齿苋 30g	野菊花 30g
荆芥 30g	薄荷 30g	甘草 30g	陈皮 30g

10 剂

2018年5月5日二诊：患者上症消退，红斑性鳞屑少；舌红，苔白，脉细。继守原内服方及外洗方各10剂。

2018年5月15日三诊：患者病情已好转，未见复发。予外洗方守方15剂继续外洗以巩固疗效。患者先后复诊3次，均未见复发。

【按语】银屑病，是一种以红斑、丘疹、鳞屑损害为主要表现的慢性复发性炎症性皮肤病。典型表现为鳞屑红斑或斑块，局限或广泛分布，红斑基础上覆盖多层松散的银白色鳞屑，刮去鳞屑有薄膜及筛状出血点。西医学认为本病多与遗传因素、环境因素、免疫因素有关。中医学将银屑病称为"松皮癣""蛇虱""干癣"等。本病相关记载首次见于《诸病源候论·干癣候》："干癣，但有匡郭，皮枯索痒，搔之白屑出是也"。清·祁坤《外科大成》首次提出了"白疕"的病名。其病因病机多为外感邪毒内蕴，痹阻肌肤，湿阻日久，毒邪内生致肌肤失养引起皮肤干燥鳞屑、鲜红色斑丘疹伴瘙痒；或禀赋不足、正气亏虚，所谓"正气内存，邪不可干"，正气不足易受外邪侵袭，如外感风邪，可见咽喉肿痛、恶寒发热，若风邪合并湿邪及寒邪则引起经络痹阻，可见关节肿痛；或饮食不当、过食辛辣肥甘厚味，脾胃失调，水化功能下降，水湿内停，湿而化热，湿热互结，外透肌肤，皮损多为红斑丘疹、糜烂渗出，红斑基础上覆盖较厚鳞屑，感剧烈瘙痒，皮损多见于腹股沟等人体下部；或情志不遂，过极化火，而血热生风，风火相煽则损耗阴血，血虚风燥，肌肤失养，可见皮肤表面斑片状丘疹、颜色淡红、皮肤干燥等血虚燥热之征象；或因气血失调、气血亏虚，血运行不畅引起血瘀，不能荣养肌肤而致肌肤表面红斑丘疹、颜色暗红等表现。

本例患者属血热内蕴证又兼有痰湿互结，治当以清热凉血、解毒消斑为先，合以祛湿化痰。方以紫草、青黛、贯众、金银花、生槐花、山豆根、赶黄草清热凉血解毒；土茯苓、白术、法半夏、竹茹、陈皮、枳实健脾化痰；黄连清热化湿，南沙参养阴清热，甘草调和诸药。全方合用，使血热得清、热毒得解、湿热得除。再配合外洗方，内外合用，效果良好。银屑病是一种复杂疾病，目前无法根除，除药物治疗以外，在日常生活中应多锻炼，提高免疫，做好防寒保暖，避免感冒，以及适当进行心理疏导、减轻焦虑，并注意合理饮食。

（吴允波）

案4　陈某某，女，浙江宁波人。2019年12月4日就诊。

【主诉】全身泛发红斑、鳞屑3年。

【现病史】患者3年前无明显诱因出现躯干散在红斑、鳞屑，轻度瘙痒不适，未予重视，逐渐皮损增多，泛发至全身，在当地医院考虑为"银屑病"，予以复方甘草酸苷片、氯雷他定片口服，局部外用复方酮康唑软膏，效果不佳，力求治疗今日来我院就诊。刻下症见：躯干、四肢反复大小不等红斑、斑块，表面覆有少许白色鳞屑，皮肤干燥，瘙痒不适；纳可，大便干，尿黄。

【查体】躯干、四肢泛发大小不等红斑、斑块，皮肤干燥，其上覆少许白色鳞屑。舌质红，苔黄腻薄，脉弦细。

【西医诊断】斑块状银屑病。

【中医诊断】白疕。

【证型】血热内蕴证。

【治法】清热解毒，凉血消斑。

【处方】

（1）内服方

北沙参 30g	麦冬 10g	雪胆 0.9g	生地 15g
当归 10g	火麻仁 30g	枸杞子 15g	川楝子 10g
南沙参 30g	白术 10g	茯苓 12g	甘草 6g
乌梢蛇 12g	地骨皮 10g	生槐花 15g	青黛 5g
贯众 10g	山豆根 6g	紫草 12g	金银花 12g
			30 剂

（2）青鹏膏　外涂，2 次/日。

（3）转移因子胶囊　口服，2 粒/次，3 次/日。

2019 年 12 月 28 日二诊：自觉有好转，下肢有些红斑；舌质红，苔黄，脉弦细。

（1）内服方

雪胆 0.9g	青黛 6g	贯众 12g	山豆根 6g
紫草 20g	土茯苓 20g	金银花 15g	生槐花 20g
生地 15g	法半夏 10g	地骨皮 12g	荆芥 10g
乌梢蛇 15g	陈皮 10g	生石膏 30g	南沙参 30g
白术 10g	北沙参 30g	茯苓 12g	甘草 6g
枳实 10g	竹茹 6g		
			30 剂

（2）复方黄柏液　外涂，2 次/日。

（3）转移因子胶囊　口服，2 粒/次，3 次/日。

2020 年 5 月 16 日三诊：下肢还有一些皮损，鳞屑不多，大便日行 1 次，睡眠不好，纳可；舌质红，苔腻，脉弦细。

（1）内服方

雪胆 0.9g	北沙参 30g	麦冬 12g	生地 12g
当归 10g	枸杞子 12g	川楝子 12g	紫草 20g
土茯苓 20g	金银花 15g	青黛 5g	贯众 12g
山豆根 6g	南沙参 30g	白术 10g	茯苓 12g
陈皮 10g	竹茹 6g	枳实 6g	

30 剂

（2）复方黄柏液　外涂，2 次 / 日。

（3）转移因子胶囊　口服，2 粒 / 次，3 次 / 日。

2020 年 6 月 13 日四诊：下肢皮损散发，还有些鳞屑，头上少许，背上也有；舌质红，苔黄腻，脉弦。

（1）内服方

灯盏花 10g	南沙参 10g	白术 10g	茯苓 12g
甘草 6g	陈皮 10g	金银花 15g	枳实 6g
竹茹 6g	黄连 6g	干姜 5g	紫草 15g
土茯苓 20g	青黛 6g	贯众 12g	山豆根 6g
生槐花 20g	地骨皮 12g	牡丹皮 10g	荆芥 10g
生石膏 30g	法半夏 10g		

45 剂

（2）外用方

苦参 30g	千里光 30g	地榆 30g	鱼腥草 30g
南沙参 30g	虎杖 30g	荆芥 30g	石榴皮 30g
香附 30g			

15 剂

（3）转移因子胶囊　口服，2 粒 / 次，3 次 / 日。

2020 年 7 月 25 日五诊：下肢皮损有红斑伴鳞屑，身上也有一些皮损，很薄，有灼热感，大便日行 1 次，睡觉不好，口不干。舌质红，苔黄，脉微细。

（1）内服方

赶黄草 5g	紫草 20g	土茯苓 20g	金银花 15g
生槐花 15g	青黛 6g	贯众 12g	山豆根 6g
荆芥 12g	地骨皮 12g	乌梢蛇 10g	南沙参 30g
白术 10g	茯苓 10g	甘草 5g	陈皮 10g
竹茹 10g	枳实 6g	北沙参 30g	滑石 30g

当归 10g　　　　　　生地 12g

　　　　　　　　　　　　　　　　　　　　　　　　　45 剂

（2）复方黄柏液　外涂，2 次 / 日。

（3）消风止痒颗粒　口服，2 包 / 次，3 次 / 日。

2020 年 9 月 12 日六诊：全身光洁，皮损都消了，下肢走路后还有些发红，休息后又会消退，身上不作痒，大便日行 1 次，睡觉好，饮食正常。舌质淡，苔微黄，脉弦细。

（1）内服方

赶黄草 5g	北沙参 30g	麦冬 12g	生地 10g
当归 10g	枸杞子 15g	川楝子 10g	南沙参 30g
白术 10g	茯苓 10g	甘草 5g	陈皮 10g
竹茹 10g	枳实 6g	法半夏 10g	蒲公英 30g
金银花 15g	紫草 20g	生槐花 15g	贯众 12g
山豆根 6g	荆芥 12g	防风 10g	地骨皮 12g
			30 剂

（2）消风止痒颗粒　口服，2 包 / 次，3 次 / 日。

【按语】白疕是一种以红斑、丘疹、鳞屑损害为主要表现的慢性复发性、炎症性皮肤病。其临床特点是红斑基础上覆盖多层银白色鳞屑，刮去鳞屑有薄膜及露水珠样出血点。病程较长，反复发作，不易根治。男女老幼皆可罹患，具有一定的遗传倾向，在自然人群中的发病率为 1%~3%。初发病例季节性明显，多冬重夏轻，但部分患者可相反，数年之后则季节性不明显。白疕之名首见于清代祁坤的《外科大成》："白疕，肤如疹疥，色白而痒，搔起白疕，俗呼蛇虱"。古代文献中又称"松皮癣""干癣""白壳疮"等。其发病多因素体营血亏虚，血热内蕴，化燥生风，肌肤失养所致。《医宗金鉴》曾有记载："白疕之形如疹疥，色白而痒多不快，固由风邪客皮肤，亦由血燥难荣外"，提示白疕病可由风邪外袭，同时也可由津亏血燥，皮肤失于濡养所致。一般认为，初起多因内有蕴热，复感风寒或风热之邪，阻于肌肤，蕴结不散而发；或机体蕴热偏盛，或性情急躁，心火内生，或外邪入里化热，或恣食辛辣肥甘及荤腥发物，伤及脾胃，郁而化热，内外之邪相合，蕴于血分，血热生风而发。病久耗伤营血，阴血亏虚，生风化燥，肌肤失养；或加之素体虚弱，气血不足，病程日久，气血运行不畅，以致经脉阻塞，气血瘀结，肌肤失养而反复不愈；或热蕴日久，生风化燥，肌肤失养；或流窜关节，闭阻经络；或热毒炽盛，气血两燔而发。

　　本例患者属于血热内蕴证，治当以清热解毒、凉血消斑为法。方以生地、生槐花、紫草清热凉血消斑，地骨皮退热除骨蒸，川楝子行气散瘀、清利湿热，当归、枸杞子养血活血、调补肝肾，乌梢蛇祛风活络，贯众、青黛、金银花、山豆根清热解毒。喻老师在临诊过程中，非常注重脾胃的顾护和调理，习惯用改良四君子汤，故方中加用白术、茯苓、甘草益气健脾，南沙参、北沙参滋阴生津。全方共奏清热解毒、凉血消斑之功效。

（吴允波）

案5 陈某，男，48岁。2020年6月3日就诊。

【**主诉**】全身泛发红斑、丘疹、鳞屑伴痒10年。

【**现病史**】患者10年前无明显诱因出现全身红斑、丘疹，覆有鳞屑，瘙痒不适，泡温水澡后加重。近年来又全身暴发，瘙痒加重，自行涂用尿素软膏，效果不佳。

【**查体**】全身泛发红斑、丘疹，上覆银白色鳞屑，刮去表面鳞屑可见淡红色半透明薄膜。舌质红，苔黄腻，脉细数。

【**辅助检查**】生化全套：总胆固醇5.65mmol/L，甘油三酯3.24mmol/L；风湿五项（-）；免疫球蛋白（-）；乙肝五项：小三阳；尿常规（-）；血常规：RBC 5.91×10^{12}/L，Hb 168g/L，血液黏稠度升高。

【**西医诊断**】银屑病。

【**中医诊断**】白疕。

【**证型**】血热内蕴证。

【**治法**】清热凉血，解毒消斑。

【**处方**】

（1）内服方

赶黄草 5g	紫草 20g	土茯苓 20g	金银花 15g
生槐花 15g	青黛 6g	贯众 12g	山豆根 6g
南沙参 20g	白术 10g	茯苓 12g	甘草 6g
法半夏 10g	陈皮 10g	竹茹 6g	枳实 6g
垂盆草 20g	北沙参 20g	麦冬 12g	生地 12g
当归 10g	枸杞子 12g	川楝子 10g	

15剂

（2）复方黄柏液　外擦，3次/日。

（3）转移因子胶囊　口服，2粒/次，3次/日。

2020年6月23日二诊：患者红斑鳞屑较前改善，脚上起风团作痒；舌红苔黄，脉细数。

（1）内服方

赶黄草 5g	紫草 20g	土茯苓 20g	金银花 15g
生槐花 15g	生甘草 6g	苦参 10g	地骨皮 12g
荆芥 12g	苍术 10g	生石膏 20g	牡丹皮 10g
浮萍 10g	竹茹 6g	北沙参 20g	麦冬 12g
生地 12g	当归 10g	枸杞子 12g	川楝子 10g
枳实 6g			

15 剂

（2）复方黄柏液　外擦，3 次 / 日。

（3）转移因子胶囊　口服，2 粒 / 次，3 次 / 日。

2020 年 7 月 13 日三诊：患者症状明显改善，但仍感瘙痒；舌红，苔白，脉细数。嘱守原内服方 20 剂，以巩固治疗。

2 个月后随诊，患者诉最后一次服完药后皮疹逐渐消退，并一直用润肤乳保湿，目前未复发。

【按语】银屑病是一种以红斑、丘疹、鳞屑损害为主要表现的慢性复发性炎症性皮肤病。其临床特点是红斑基础上覆盖多层银白色鳞屑，刮去鳞屑有薄膜及露水珠样出血点。银屑病病因尚不清楚，目前认为银屑病是遗传因素与环境因素相互作用而导致。古代文献中又称"白疕""松皮癣""干癣""蛇虱""白壳疮"，《外科大成·白疕》："白疕，肤如疹疥，色白而痒，搔起白疕，俗呼蛇虱"。对其病因病机，中医学认为多因素体营血亏损，血热内蕴，化燥生风，肌肤失养所致。初起多因内有蕴热，复感风寒或风热之邪，阻于肌肤，蕴结不散而发；或机体蕴热偏盛，或性情急躁，心火内生；或外邪入里化热；或恣食辛辣肥甘及荤腥发物，伤及脾胃，郁而发热，内外之邪相合，蕴于血分，血热生风而发。病久多耗伤营血，阴血亏虚，生风化燥，肌肤失养；或加之素体虚弱、气血不足，病程日久，气血运行不畅，以致经脉阻塞、气血瘀结、肌肤失养而反复不愈；或热蕴日久，生风化燥，肌肤失养；或流窜关节，闭阻经络；或热毒炽盛，气血两燔而发。

本例患者属血热内蕴证，治当清热凉血、解毒消斑。方中紫草、牡丹皮凉血活血，治温热斑疹、湿疹；土茯苓可解毒除湿利关节，三者配伍可解毒利湿，更能清热凉血。地骨皮、槐花清热凉血止痒；苍术、竹茹、浮萍、赶黄草利水祛痰化湿；生石膏、金银花、生地清热解毒生津；当归、北沙参、麦冬滋阴润燥；枸杞子、川楝子养肝柔肝；枳实行气消积，使瘀血得散；生甘草清热解毒，又可调和诸药，用为佐使。诸药合用，于清热凉血之中伍以除湿，使湿热除、血脉和，则血热去瘙痒自止。喻老师表示，银屑病患者要预防感染及外伤，在秋冬季节交替之时，要特别注意预防感冒、咽炎、扁桃体炎。忌食辛辣腥膻发物。

（吴允波）

过敏性紫癜

案1 黄某某，男，44岁。2020年11月6日来诊。

【**主诉**】双下肢泛发性红色斑块30余天。

【**现病史**】患者胸口无力感，双下肢泛发性红色斑块。当地医院治疗口服药物后，病情控制不良，现仍有泛发性红色斑块。现症见：肌肉酸痛，关节疼痛，无头晕头痛，无胃肠道不良反应，纳少，夜寐差。

【**查体**】双下肢泛发性红色斑块。舌淡，苔薄，脉细。

【**西医诊断**】过敏性紫癜。

【**中医诊断**】紫癜。

【**证型**】气不摄血证。

【**治法**】健脾养心，益气摄血。

【**处方**】

赶黄草 5g	板蓝根 12g	茜草 10g	紫草 20g
白茅根 20g	天花粉 15g	柴胡 10g	防风 10g
乌梅 10g	五味子 10g	牡蛎 30g	地骨皮 12g
乌贼骨 12g	法半夏 10g	陈皮 10g	甘草 6g
茯苓 12g	枳实 6g	竹茹 6g	太子参 15g
白术 10g	广木香 10g	砂仁 10g	

14剂

2020年11月20日复诊：患者胸腹乏力，红色出血斑块消失，双下肢出血斑减少或消失，步行后肌肉略感酸痛，纳可，大便每日1~2次，有时不成形，睡眠差。守方加太子参15g、黄柏10g、苍术10g、凤尾草15g，嘱继续用药7剂，并予以转移因子口服液5盒口服。

2020年11月27日三诊：患者紫斑颜色变浅变黄，逐渐消退，诉肌肉乏力酸痛症状减轻。嘱继续用药7剂巩固疗效。

2020年12月6日四诊：患者紫癜基本消退，无乏力酸痛症状，纳可，寐安。后随诊未复发。

【**按语**】紫癜是一种以血液溢于皮肤、黏膜之下，出现瘀点、瘀斑，压之不退色为临床特征的疾病。紫癜一般包括过敏性紫癜和血小板减少性紫癜。过敏性紫癜发病前可有上呼吸道感染或药物食物过敏等诱因，紫癜多见于下肢伸侧及臀部、关节周围。血小板减少性紫癜多见皮肤黏膜出现瘀点、瘀斑，瘀点多为针头样大小，一般不高出皮面，以四肢及头面部多见。中医古籍中的"葡萄疫""肌衄""斑毒"等病证，与本病有相似之处。本病病位在血分，有虚实之分。外因为外感风热，湿热夹毒蕴阻于肌表血分，迫血妄行，外溢皮肤孔窍所致，以实证为主。内因为素体虚弱气血不足，肾阴亏损，虚火上炎，血不归经所致，以虚证为主。可根据紫癜的起病缓急、病程长短、颜色深浅等辨虚实。起病急，病程短，紫癜颜色较鲜明者，多属实；起病缓，病情反复，病程长，紫癜颜色较淡者，多属虚。伴有发热、恶风、咽红等为风热伤络；伴有烦热口渴、便秘、尿赤尿短，甚则鼻衄、齿衄、便血、尿血者为血热妄行；伴有神疲气短、四肢乏力、头晕心悸、食欲不振者为气不摄血；伴有低热、盗汗、五心烦热、舌红少津者为阴虚火炎。

此患者为气不摄血证，治以健脾养心、益气摄血。方中赶黄草、茜草、紫草活血祛瘀；板蓝根、白茅根、地骨皮、天花粉凉血消斑；柴胡、防风和解表里、祛风除湿；乌梅、五味子、乌贼骨、牡蛎收敛止血；法半夏、陈皮、枳实、广木香、砂仁健脾行气；太子参、白术、茯苓益气健脾；甘草调和诸药。

（张全辉）

案2　曾某某，女，41岁。2019年4月30日来诊。

【主诉】四肢可触性瘀点、瘀斑1年半。

【现病史】患者1年半前双下肢小腿开始出现红色瘀点、瘀斑，高出皮面，皮疹逐渐增多并波及双上肢。2019年1月4日曾至温州某附院查尿常规：尿蛋白（＋＋），予口服药物（具体不详），治疗后皮疹有所消退。2019年3月26再次至温州某附院查尿常规隐血（＋＋~＋＋＋），予以双嘧达莫片、阿魏酸片、复方甘草酸苷片、复方芦丁片、泼尼松片、雷公藤多苷片等药物治疗，病情有所控制。月经2个月未来。现感关节酸重，大便平。今日我院门诊查血常规：中性粒细胞0.743，淋巴细胞0.183。尿常规：隐血（＋＋）、尿蛋白（＋）、细菌1325.5个/μL。抗核抗体谱＋抗核抗体筛查、风湿四项、免疫球蛋白五项、过敏原筛查、生化全套等待回报。

【查体】四肢可见散在针尖大可触的瘀点、瘀斑，无明显关节肿胀。舌质红，苔黄腻，脉细。

【西医诊断】过敏性紫癜。

【中医诊断】紫癜。

【证型】热毒炽盛证。

【治法】清热解毒，凉血止血。

【处方】

（1）内服方

紫草 30g	板蓝根 12g	茜草 10g	天花粉 15g
白茅根 20g	乌贼骨 10g	五味子 10g	南沙参 30g
白术 10g	茯苓 12g	甘草 6g	柴胡 10g
防风 10g	乌梅 10g	生牡蛎 20g	牛蒡子 10g
地骨皮 10g	北沙参 20g		

7 剂

（2）阿魏酸哌嗪片，2 片 / 次，3 次 / 日；复方甘草酸苷片，2 片 / 次，3 次 / 日；双嘧达莫片，1 片 / 次，3 次 / 日；雷公藤总苷片，1 片 / 次，3 次 / 日；甲泼尼龙片，6 片 / 日（早 8 时饭后顿服）。

2019 年 5 月 8 日二诊：查尿常规：尿蛋白（++）。血常规未见明显异常。舌质红，苔微黄，脉细。继守方加墨旱莲 15g，15 剂。

2019 年 6 月 1 日三诊：复查尿常规示隐血（++）。血常规未见明显异常。口服药物 1 个多月后，未见新长，皮肤较前吸收。

（1）内服方

紫草 30g	板蓝根 12g	茜草 10g	天花粉 15g
白茅根 20g	乌贼骨 10g	五味子 10g	南沙参 30g
白术 10g	茯苓 10g	甘草 6g	柴胡 10g
防风 10g	乌梅 10g	生牡蛎 20g	地骨皮 12g
北沙参 20g	墨旱莲 15g	侧柏叶 15g	地榆 15g

14 剂

（2）阿魏酸哌嗪片，2 片 / 次，3 次 / 日；双嘧达莫片，1 片 / 次，3 次 / 日；雷公藤多苷片，20mg/ 次，3 次 / 日；甲泼尼龙片，4 片 / 日。

【按语】过敏性紫癜，是一种 IgA 介导的超敏反应的微小血管炎症性皮肤病，又称自限性出血性疾病。临床上可分为单纯型皮肤紫癜、混合型紫癜、腹型紫癜、关节型紫癜、肾型紫癜。其临床特点：多见于儿童或青年；为非血小板减少性皮下出血，可见四肢起针尖至绿豆大小紫色小丘疹，按压时不退色，边界清楚，可融合成斑块，严重者可累及大腿或全身，对称分布；发病前，常有上呼吸道感染，出现发热、乏力，或可伴随有腹痛、关节疼痛不适等，可持续发病数月或 1~2 年，易反复发作。西医学认为本病病因较复杂，可能与食物过敏、体质、病毒、药物、环境等因素相关。中医学将过敏性紫癜称为"紫斑"。《温热经纬·叶香岩外感温热病》中述："按方书谓斑色红者属胃热，紫者热极"，指出本病多为热毒盛炽盛、热入营血证。其病因病机可归纳为气虚血瘀、血虚瘀滞、阴虚火旺所致血溢于脉外，可见肌肤瘀血瘀斑等症状。初起可因外感热毒之邪内侵，热入营血，热毒炽盛，耗伤津液，阴虚火旺，迫血妄行，热毒熏蒸，肌肤腠理失宣，肌肤失养，瘀血内生，可见皮肤起紫色针尖样小斑点，皮疹累及四肢，较甚者可出现内脏出血、腹部疼痛不适等热象；又因热毒炽盛，日久耗伤气血，气血亏虚，气虚不能固摄血，致血溢脉外，可见肌肤紫色斑疹反复发作、神疲乏力、面色发白、精神软等气血亏虚之征象。

本患者属热毒炽盛证，治当以清热解毒、凉血止血为先。方中紫草、板蓝根、茜草、白茅根、牛蒡子凉血解毒、清热泻火，可泻血中伏火，辛则活血散瘀，可收化斑之效；天花粉、地骨皮、南沙参、北沙参清虚火兼以滋阴，制约凉血之药太过而伤血，五味子、乌梅、乌贼骨、生牡蛎收敛固守之药，滋阴与收敛药物相结合，以达顾护津液之效；白术、茯苓健脾除湿；柴胡升阳举陷以止血；甘草调和诸药。喻老师表示，过敏性紫癜要多休息，避免运动，等病情相对稳定时再适当锻炼，同时在饮食上要清淡，禁食辛辣、油腻等食物，注意调畅情志。

（吴允波）

案 3　朱某某，男，76 岁。2018 年 7 月 12 日来诊。

【主诉】全身多处红斑、水疱、糜烂、结痂 6 个月余。

【现病史】患者全身多处出现红斑，色紫红，大小不等，形态各异，上有水疱，糜烂结痂，并伴有瘙痒，口干。患者曾多处求医，曾于某附院、江西省某医院治疗，尝试多种中医、西医治疗方案，均不效。患者有湿疹病史，曾于外省皮肤病医院治疗，效果一般。

【查体】患者上肢背侧、背部、肩部、下肢大腿部出现多处红斑区域，色紫红，大小不等，形态各异，糜烂结痂。舌质红，苔黄，脉滑数。

【西医诊断】过敏性紫癜。

【中医诊断】发斑。

【证型】血热内蕴证。

【治法】清热解毒，凉血祛湿。

【处方】

（1）内服方

南沙参 30g	白术 10g	茯苓 12g	甘草 6g
黄连 6g	枳实 12g	竹茹 6g	法半夏 10g
陈皮 10g	青蒿 10g	薏苡仁 20g	生地 15g

金银花 15g　　　　柴胡 10g　　　　　防风 10g　　　　　牡蛎 20g

金荞麦 30g　　　　乌梅 10g

7 剂

（2）复方黄柏液涂剂　100mL/ 瓶，2 瓶。外用，每日 3 次。

2018 年 7 月 26 日复诊：患者红斑、水疱大部分消退，仍有瘙痒，夜晚 10~12 点会痒，大便调，睡眠尚可；舌质红，苔黄，脉滑数。在原方基础上去竹茹、枳实、金银花、柴胡、防风、金荞麦、乌梅，加赶黄草 15g、牡丹皮 10g、麦冬 10g、五味子 10g、刺蒺藜 15g，7 剂。并配合复方黄柏液外用，每日 2 次；消风止痒颗粒口服。

2018 年 8 月 4 日三诊：患者红斑、水疱已消退，还有些痒，精神可；舌质红，苔黄，脉滑数。在二诊方基础上去牡丹皮、刺蒺藜、牡蛎，加瓜蒌皮 12g、党参 12g、金银花 15g，7 剂。并配合转移因子口服液口服，每日 3 次。

2018 年 8 月 14 日四诊：患者红斑、水疱已基本消退，无瘙痒感，精神佳；舌质红，苔黄，脉滑数。嘱患者再服 7 剂巩固疗效，后随诊未复发。

【按语】过敏性紫癜，作为一种过敏性血管炎性皮肤病，多见于青少年，主要侵犯皮肤或其他器官的毛细血管。其成因暂不清楚，西医学一般认为，其与细菌、病毒感染以及药物有关，很可能是抗原抗体堆积于血管壁的免疫复合物激活相关补体产生炎症反应所致。本病一般以皮疹，或伴有红斑、风团、水疱等多形损害为主要临床表现。除皮肤损害以外，本病亦可伴随胃肠道反应，以及关节症状或肾脏损害，故分型为单纯型紫癜、关节型紫癜、胃肠型紫癜、肾型紫癜。目前临床上，多使用皮质类固醇激素、免疫抑制剂、抗组胺药进行治疗。中医学一般将过敏性紫癜称为"发斑""温毒发斑""葡萄疫"，归于"血证"范畴。《诸病源候论》对于发斑便有详尽记载："斑毒之病，是热气入胃，而胃主肌肉，其热夹毒，蕴积于胃，毒气熏发于肌肉，状如蚊蚤所啮，赤斑起，周匝遍体。"中医学认为，发斑的病因病机，主要有血热、湿热、瘀血或脾不统血、阴虚火旺几大因素。

本例患者血热炽盛，湿热内蕴，热迫营血，以致迫血妄行，血不循经，溢于脉外，发于肌表，而热盛灼伤肌肤腠理，故成红斑。治疗上，方用黄连、生地、金银花、金荞麦、青蒿清热解毒，直折火邪；法半夏、竹茹、薏苡仁、白术、枳实、陈皮燥湿行气兼以健脾；南沙参、生地、乌梅养阴生津以补火邪所伤之阴津。全方攻补兼施，各有侧重，而成清热解毒、凉血祛湿之效。喻老师强调，本病在调护上应积极寻找过敏原并消除，并加强锻炼，增强免疫力。

（张全辉）

变应性血管炎

案 1　赵某某，女，15 岁。2020 年 8 月 22 日初诊。

【主诉】全身多处密集性紫色斑疹 1 个月余。

【现病史】患者 1 个月前全身多处（尤以双下肢为甚）出现紫斑疹，色紫红，大小不等，稍隆起，并伴有少许皮损。手足怕冷，冬天病情加剧，夏天稍缓解。患者曾于某附院、某皮肤病专科医院治疗，尝试多种中西医治疗方案（具体不详），均未见效。现症见：全身多处紫色斑疹，关节不痛，无畏寒发热，无乏力，二便调。

【查体】患者上肢背部、肩部、双下肢大腿部出现多处紫斑区域，色紫红，隆起，大小不等。舌质红，苔黄腻，脉细数。

【西医诊断】变应性血管炎。

【中医诊断】葡萄疫。

【证型】热伤血络证。

【治法】清热解毒，凉血养阴。

【处方】

灯盏花 10g	白术 6g	茯苓 10g	甘草 5g
北沙参 15g	枳实 5g	竹茹 5g	法半夏 6g
陈皮 10g	麦冬 10g	茜草 10g	生地 10g
当归 10g	枸杞子 10g	川楝子 10g	板蓝根 12g
紫草 15g	白茅根 15g	天花粉 15g	南沙参 15g
			7 剂

2020 年 9 月 3 日复诊：患者紫斑部分消退，颜色减淡，大便调，纳眠可；舌质红，苔黄腻，脉细数。前方去竹茹、枳实、南沙参、陈皮、枸杞子、川楝子等，加金银花 15g、川牛膝 10g、车前子 10g、紫花地丁 15g、地骨皮 12g、牡丹皮 10g、龙骨 20g、牡蛎 20g，14 剂。并予以转移因子口服液 4 盒。

2020 年 9 月 21 日三诊：患者紫斑有些消退，精神可，纳可，夜寐安；舌质红，苔白腻，脉细。二诊方去金银花、牡丹皮、地骨皮、龙骨、牡蛎，加首乌藤 15g、干姜 6g、太子参 10g、白芍 10g、独活 6g、羌活 6g，18 剂，并配合青鹏膏每日 3 次外涂。

2020 年 10 月 14 日四诊：患者稍有红斑，紫色斑好转，平卧时斑疹消失，精神佳，月经调；舌质红，苔黄，脉细。守前方去羌活、独活，加川牛膝 10g、车前子 10g、槟榔 10g、台乌 10g，嘱患者再服 15 剂巩固疗效。

2020 年 11 月 30 日五诊：患者红斑基本消失，颜色明显变淡，诸症平，二便调，眠可；舌质淡，苔薄白，脉细。守前方加丝瓜络 6g，嘱患者再服 20 剂巩固疗效。后随诊未复发。

【按语】变应性血管炎，作为一种血管炎性皮肤病，多见于青少年及儿童，主要侵犯皮肤或其他器官的毛细血管。其机制暂无定论，西医学一般认为，其与细菌、病毒感染以及药物、自身免疫有关。本病一般以斑疹，或伴有红斑、丘疹、风团等多形损害为主要临床表现，除皮肤损害以外，本病亦可伴随胃肠道反应，以及关节症状，少见肾脏损害。目前西医临床上，常使用皮质类固醇激素、免疫抑制剂、抗组胺药等药物治疗。中医学将变应性血管炎称为"葡萄疫"，归于"血证"范畴，中医经典论述早有如《外科正宗·葡萄疫第一百三十二》："葡萄疫，其患多生于小儿，感受四时不正之气，郁于皮肤不散，结成大小青紫斑点，色若葡萄，发在遍体头面，乃为腑证。邪毒传胃，牙根出血，久则虚人……"《外科证治全书·葡萄疫》："此证多生于小儿，盖感四时不正之气，郁于肌肤不发，发成大小青紫斑点，色若葡萄，头面遍身随处可发……"中医学认为，葡萄疫的病因病机，主要有血热、湿热、瘀血、阴虚火旺几大因素。

本例患者素体湿热，血热炽盛，湿热内蕴，热迫营血，以致迫血妄行，血不循经，溢于脉外，发于肌表，而热盛灼伤肌肤腠理，故成红斑。在治疗上，方用灯盏花、茜草、紫草、白茅根、天花粉、板蓝根、川楝子等清热凉血解毒，直折火邪；白术、茯苓、甘草、枳实、竹茹、法半夏、陈皮行气健脾，脾胃为后天之本，脾胃健则百病不生；南沙参、北沙参、生地、麦冬、枸杞子养阴生津，以补养火邪易伤之阴液。纵观全方，攻补兼施，以达清热不伤阴、养阴不留邪之初衷，而成清热解毒、凉血养阴之效。本病应在日常调护上积极寻找并消除过敏原，同时加强体育锻炼，增强自身体质，忌食辛辣刺激及发物。

（张全辉）

案 2　曾某某，女，18 岁。2019 年 1 月 18 日就诊。

【主诉】双下肢反复红斑、丘疹伴痒 5 年，再发 2 个月。

【现病史】患者于 5 年前无明显诱因下左脚内踝处开始出现红斑、丘疹，部分丘疹经搔抓后逐渐扩大成斑块，结痂，病情逐渐加重，随后累及右侧脚，可见双脚脚踝起红斑、丘疹，周围皮色变红，感剧烈瘙痒，部分皮疹已结痂，可见黄褐色或黑色痂壳，渗出不明显，曾至某附院、某专科医院诊治，治疗后病情有所好转，但易反复，为求治疗至我院就诊。刻下症见：双下脚踝至脚背红斑、丘疹、痂壳、溃疡，感疼痛，皮肤干燥，渗出不明显，感瘙痒不适；躯干起少许散在性风团，数小时可自行消退，消退后留有轻微色素沉着，风团发作时无胸闷心慌、呼吸困难等其他不适；纳可，眠一般，小便黄，大便尚可。查血常规：白细胞 $19.3 \times 10^9/L$。尿常规、免疫球蛋白、风湿四项、T淋巴细胞分析均未见明显异常。

【查体】双下脚踝至脚背红斑、丘疹、痂壳、溃疡，溃疡处感疼痛不适，皮肤干燥，未见明显渗出。舌质红，苔微黄，脉细。

【西医诊断】变应性血管炎。

【中医诊断】葡萄疫。

【证型】热毒蕴结证。

【治法】清热泻火，凉血解毒。

【处方】

板蓝根 12g	茵陈 10g	山楂 10g	紫苏 10g
白茅根 20g	天花粉 15g	茯苓 12g	金银花 15g
紫花地丁 15g	川牛膝 10g	车前子 10g	茜草 10g
白术 10g	甘草 6g	法半夏 6g	陈皮 10g
竹茹 6g	枳实 6g		

7剂

2019年3月11日二诊：双脚红斑、丘疹基本好转，瘙痒大有减轻，小便黄，大便尚可；舌质红，苔微黄，脉细。

板蓝根 12g	茵陈 10g	山楂 10g	紫苏 10g
白茅根 20g	天花粉 15g	茯苓 12g	金银花 15g
紫花地丁 15g	川牛膝 10g	车前子 10g	黄柏 10g
甘草 6g	法半夏 6g	陈皮 10g	竹茹 6g
枳实 6g			

7剂

2019年3月20日三诊：患者双下肢皮损消退，二便调，纳眠可。舌质淡红，苔白，脉细。嘱继续予原内服方7剂，不适随诊。

【按语】变应性血管炎，是一种发生于小血管，特别是毛细血管后微静脉的坏死性炎症性皮肤病，又称皮肤小血管炎、皮肤白细胞碎裂性血管炎。皮损特点：好发于下肢，可见出血性红斑、丘疹或紫癜样皮疹，颜色鲜红或暗红，可发生坏死、溃疡等，严重者可泛发全身，可伴有发热、疲倦、乏力、关节疼痛等症状。西医学认为本病多与自身免疫、环境、过敏体质、药物等因素相关。中医学认为其病因病机多为血热与湿毒，多因血分有热，又复感外毒湿邪，湿与热结，经脉不通，遏阻肌肤，湿热凝结而发，可见皮肤起暗红色结节、瘀斑、溃疡等表现；

或因湿热瘀阻日久，致气血不通，瘀血内生，日久化热，耗伤气血，气虚血瘀，故而不能荣养肌肤，肌肤瘀血而发病。疾病后期，皮疹泛发发作，可见瘀斑、色素沉着以及萎缩性瘢痕，甚至可见溃疡、坏死、伤口难愈合等现象。

本例患者属热毒蕴结证，治当以清热泻火、凉血解毒为先。方中茵陈、茯苓、法半夏、白术、陈皮、枳实、竹茹健脾除湿、化痰散结，山楂可健脾又可活血，同时竹茹又可清热；白茅根、车前子清热利尿，使热从小便解；板蓝根、天花粉、金银花、紫花地丁、紫苏、茜草清热解毒、凉血活血；川牛膝活血化瘀、引血下行达下肢，以起到荣养肌肤、祛除瘀血之效；甘草调和诸药。若热盛者加凉血解毒之药；湿热甚者多以清热除湿之药为重；疾病后期以血虚瘀滞为多，加补血活血之药，酌加补气健脾之药。喻老师嘱患者注意饮食调护，清淡饮食，不宜进食辛辣、油腻等，同时要适当锻炼，加强体质，疾病复发及时治疗。

（吴允波）

水痘

洪某，女，35岁。2018年7月30日初诊。

【**主诉**】全身发生红斑、水疱、作痒4天。

【**现病史**】患者于某妇幼保健院行试管婴儿术后3天，全身发生红斑、水疱、作痒，伴发热恶寒，头痛，全身不适，精神差。尿常规：胆红素（＋），尿蛋白（＋）。血常规：中性粒细胞0.471，嗜酸性粒细胞0.2。

【**查体**】全身散在红斑、水疱，水疱顶端可见脐凹，水疱基底绕以红晕，作痒。舌苔白，舌质淡红，脉细弦。

【**西医诊断**】①水痘；②试管婴儿术后。

【**中医诊断**】水痘。

【**证型**】脾气虚、外受风湿毒邪证。

【**治法**】健脾益气，祛风化湿解毒。

【**处方**】

（1）内服方

南沙参30g	白术10g	茯苓15g	甘草6g
佩兰10g	淡竹叶10g	鱼腥草20g	野菊花10g
金银花15g	连翘12g	荆芥10g	牛蒡子10g
紫苏10g	黄芩10g	紫草20g	大青叶10g
蒲公英15g			

3剂

（2）外洗方

苦参 30g	生甘草 30g	野菊花 30g	荆芥 30g
凤尾草 30g	薄荷 30g	枯矾 15g	地榆 30g
贯众 30g	陈皮 30g	山香圆叶 10g	

3剂。每日1剂，煎水3000mL，其中2000mL置浴盆内掺3000mL温开水全身外洗，其中1000mL分数次用小毛巾擦洗。

当日服药及外洗后瘙痒停止，不发热恶寒，全身转舒。第2日服药及外洗后，脸上身上水疱开始消退。第3日治疗后红斑消，水疱结痂。嘱再用上法治疗5天，5天后痊愈。嘱继续保胎。

【按语】水痘，是由水痘-带状疱疹病毒初次感染引起的一种具有传染性的皮肤病。其皮损特点：皮疹初起多发于躯干，可见绿豆大小的疱疹，水疱周边有红晕，病情逐渐加重，皮疹范围扩大，四肢均可受累，呈向心分布，常伴有发热、体温升高，自觉瘙痒，搔抓时有水液渗出，几日后结痂，痂壳脱落后一般不会留有色素沉着。西医学认为，其发生可能与接触过水痘患者或污染源、自身免疫力下降等相关。中医学亦称为水痘，又称"水花""水疮"。在《医宗金鉴·痘疹心法要诀》中有"水痘皆因湿热成，外证多与大痘同，形圆顶尖含清水，易胀易靥不脓浆"的记载。对其病因病机，中医学认为多因正气不足，正气虚则易感邪毒，所谓"正气存内，邪不可干；邪之所凑，其气必虚"，可见皮疹红润，水疱疱液透亮，分布稀疏，伴有瘙痒，多发于躯干或颜面部；又因年迈或素体正气亏虚，复感外邪热毒侵袭，热入营血，血中火毒炽盛，可见全身泛发红斑、丘疹、水疱，水疱疱液浑浊，疱壁破裂后结痂，甚至糜烂结脓，伴有高热、面赤等表现。

该患者属脾气虚、外受风湿毒邪证，治以健脾益气、祛风化湿解毒之法。方中佩兰、南沙参、白术、淡竹叶、茯苓健脾除湿兼清热；鱼腥草、野菊花、金银花、连翘、紫草、大青叶、蒲公英、牛蒡子凉血清热解毒；荆芥祛风；紫苏、黄芩祛邪清热安胎；甘草调和诸药。诸药合用使热毒得解、湿热得除、血热得清。内服与外洗并用，疗效佳。经典文献说在妊娠期20周内孕妇感染本病，胎儿受损几率大概为2%。由于该患者感染时间短，又能及时祛除毒邪，且加了紫苏、黄芩等祛邪清热安胎之药，所以可以继续怀孕。

（吴允波）

带状疱疹

案1　张某某，男，64岁。2018年3月13日来诊。

【主诉】左侧胁肋部疱疹20余日。

【现病史】患者左侧胁肋部疱疹，沿胁肋呈条状分布，疼痛异常，自发病开始，患者曾于当地医院打针治疗（具体用药不详），诊断为带状疱疹。现皮损部位作痛，24小时都痛，夜晚有时痛醒，深呼吸时亦有疼痛，大便干结，夜寐差。患者有机械性肺炎病史（某武警医院CT诊断）及胸膜炎，有胸闷，无呼吸困难。

【查体】患者左侧有密集小疱疹，沿胁肋分布。舌质红，苔黄腻，脉滑数。

【西医诊断】带状疱疹。

【中医诊断】蛇串疮。

【证型】湿热积聚证。

【治法】清热解毒，燥湿化邪。

【处方】

（1）内服方

柴胡 10g	甘草 6g	枳壳 12g	白芍 12g
法半夏 10g	瓜蒌皮 12g	黄连 6g	南沙参 30g
枳实 12g	竹茹 6g	陈皮 10g	茯苓 12g
贯众 12g	白术 10g	金荞麦 30g	杏仁 10g
远志 10g	山香圆叶 10g		

7剂

（2）转移因子口服液　口服，每日3次，每次1支。

2018年3月20日复诊：患者胁肋部皮损基本结痂，不痛；舌质红，苔黄腻，脉滑数。守方15剂。

2018年4月5日三诊：患者现情况良好，胁肋部疱疹已消失，已无疼痛，大便干结情况好转，目前2日一行。嘱再服7剂后停药。

2018年4月12日四诊：患者现情况良好，胁肋部疱疹消失，无疼痛，大便平。无需服药，嘱患者清淡饮食。

【按语】带状疱疹，是一种好发于胸部、腰部、四肢及颜面部的，由水痘-带状疱疹病毒引起的临床常见皮肤疾病。其特点是出现簇集性水疱，并沿一侧神经分布，排列成带状，常发生于身体的一侧，并不超过正中线，但亦有少数患者疱疹分布出现超过正中线。本病的发生可伴有神经痛，疼痛剧烈。相关临床观察表明，带状疱疹神经痛的剧烈程度与患者年龄呈正相关，一般年老体弱者，疼痛剧烈难忍，而儿童患者疼痛症状较为轻微。中医学将带状疱疹称为"蛇串疮"，除此之外根据其发病部位的不同，亦有"缠腰火丹""抱头火丹""流火"等不同的称呼。中医学对带状疱疹很早就有清醒而全面的认识，如《疡科证治准绳》之中便有记载："或问绕腰生疮，累累如珠何如？曰：是名火带疮，亦名缠腰火丹"。《外科大成》对蛇串疮亦有描述："俗名蛇串疮，初生于腰，紫赤如疹，或起水疱，痛如火燥"。通过历代医家的继承与发扬，目前认为，蛇串疮的发病，主要与肝经湿热密切相关，肝气乘脾，脾不化水湿，积聚成邪，郁而化热，或复感湿热毒邪，侵袭肌肤，而发为此病。

本例患者湿热素盛，肝经湿热积聚，邪毒侵袭肌表腠理，发为疱疹；湿热阻滞气机，凝滞气血，使得腠理经络不通，不通则痛。治疗上以清热解毒、燥湿化邪为主。方用黄连、山香圆叶、瓜蒌皮清热解毒；法半夏、陈皮、茯苓、竹茹、枳实燥湿行气；柴胡、白芍、金荞麦行气柔肝止痛；大剂量南沙参润燥养阴，以资热邪伤及之阴液；对症予远志、杏仁以安神和通便。纵观全方，伐补兼施，不滥用清热解毒之剂，扶正祛邪同步进行，甚为精妙。

（张全辉）

案2 熊某，女，73岁。2018年8月11日就诊。

【**主诉**】左侧头皮红斑水疱伴痛4天，全身散发水疱、发热3天。

【**现病史**】4天前左侧头顶部出现红斑、水疱，局部及邻近皮肤剧烈疼痛；3天前面部及躯干散发红斑、小水疱、瘙痒、疼痛，伴发热38.5℃。患者因腹部恶性肿瘤术后，做了多次放疗及化疗，精神很差，乏力，肢软，此次发病急。

【**查体**】左侧头顶部出现片状红斑、簇集状水疱；面部、躯干散在红斑、水疱，水疱顶端可见脐凹。舌苔白微黄，质淡红，脉细弱。

【**西医诊断**】①播散性带状疱疹合并水痘；②恶性肿瘤术后。

【**中医诊断**】蛇串疮；水痘。

【**证型**】肺脾气虚、内外毒邪蕴滞证。

【**治法**】补益脾肺，解毒化滞。

【**处方**】

（1）内服方

南沙参20g	北沙参20g	白术10g	茯苓15g
甘草6g	佩兰10g	夏枯草10g	鱼腥草20g
蒲公英20g	大青叶10g	紫草30g	金银花30g
淡竹叶6g	荆芥10g	牛蒡子10g	连翘12g
藿香10g			

3剂

（2）外洗方　立法：解毒、收湿、止痒。

苦参30g	生甘草30g	野菊花30g	荆芥30g

| 凤尾草 30g | 薄荷 30g | 枯矾 15g | 地榆 30g |
| 贯众 30g | 陈皮 30g | 山香圆叶 10g | |

3剂。日1剂，煎水3000mL，其中2000mL置浴盆内掺3000mL温开水，全身外洗，1000mL分数次用小毛巾擦洗。

另外，头皮带状疱疹用紫金锭研末，绿茶水调稀糊状外搽，每日4~5次。

治疗3日后，全身水疱大部分干枯结痂，红斑退，不作痒，疼痛大减。嘱原方内服、外洗5日。原法治疗5日后，一切水疱、作痒、疼痛消除。嘱继续进行肿瘤的放化疗。

【按语】带状疱疹，是由水痘-带状疱疹病毒初次感染引起的一种具有传染性的皮肤病。中医学称为"蛇串疮""缠腰火丹""蜘蛛疮"。本病发病多由情志内伤，肝郁气滞，久而化火，肝经火毒，外溢肌肤而发；或饮食不节，脾失健运，湿邪内生，蕴而化热，湿热内蕴，外溢肌肤而生；或感染毒邪，湿热火毒蕴结于肌肤而成。年老体虚者，常因血虚肝旺，湿热毒盛，气血凝滞，以致疼痛剧烈，病程迁延。

本患者属肺脾气虚、内外毒邪蕴滞证。治法为补益脾肺、解毒化滞。方中南沙参、北沙参健脾益肺、生津养阴兼补气；白术、藿香、淡竹叶、茯苓、佩兰健脾除湿；夏枯草、鱼腥草、蒲公英、金银花、牛蒡子、连翘、大青叶、紫草清热解毒兼凉血；荆芥祛风；甘草调和诸药。诸药合用使肺脾得健、热毒得解。内服与外洗并用，疗效佳。喻老师认为，成人特别老妇人一旦患本病，则症状重，而且不及时治疗易发生严重并发症。所以解毒乃重中之重，应用银翘散加减方治疗，加清暑化湿时气用药。如果不清暑化湿则毒难解，如利湿太过又会伤正，应正确处理好。正气亏虚，则易感邪毒，所以制定扶正祛邪治法。扶正选用变化四君子汤，去其党参补气留邪之虑，易南北沙参协同补脾肺，脾为卫气生发之源，肺为卫气散布之器，与解毒药协同抗邪解毒。放化疗是西医治疗肿瘤既定方案，中医药治好水痘及带状疱疹后，应继续支持其放化疗。患者症状严重，因果复杂，牵涉到很多方面。及时正确地使用健脾利湿解毒法，内外兼治，取得了好的疗效，说明精准辨证施治的重要性。

（吴允波）

多发性疣

毛某某，男，42岁。2018年4月17日来诊。

【主诉】阴囊及阴毛处出现乳头状小赘生物4年余。

【现病史】阴囊及阴毛处出现密密麻麻的小赘生物4年余，伴有性功能障碍，不能同房，腰痛，不怕冷，睡眠一般。

【查体】阴囊及阴毛处密布乳头状细小赘生物，呈暗灰色，数量较多。舌质淡，苔黄，脉滑。

【西医诊断】多发性疣。

【中医诊断】扁瘊。

【证型】肝肾不足、瘀毒内阻证。

【治法】补益肝肾，解毒祛瘀。

【处方】

（1）内服方

紫草 20g	土茯苓 20g	金银花 15g	生甘草 6g
薏苡仁 20g	牡蛎 20g	磁石 10g	马齿苋 20g
香附 12g	木贼草 10g	仙茅 12g	淫羊藿 12g
菟丝子 30g	巴戟天 15g	肉苁蓉 15g	熟地 30g
			7 剂

（2）外洗方

藿香 30g	黄精 30g	公丁香 30g	明矾 30g
茵陈 30g	桂皮 30g	贯众 30g	墨旱莲 30g
蒲公英 30g			
			7 剂

2018 年 4 月 24 日复诊：阴囊赘生物经治消退，阴毛内仍有不少疣体；舌质淡，苔淡黄，脉滑。在原内服方基础上去淫羊藿、菟丝子、巴戟天、肉苁蓉、熟地，加龙骨 15g、板蓝根 12g、贯众 10g、南沙参 30g、茵陈 10g、山香圆叶 10g，7 剂。

2018 年 5 月 4 日三诊：患者阴部疣体基本消退，腰痛好转；舌质淡，苔淡黄，脉滑。在原内服方基础上再予 14 剂。

2018 年 5 月 19 日四诊：患者阴部无明显皮损，腰痛进一步缓解；舌淡红，苔薄白，脉滑。守方再进 7 剂，嘱患者注意阴部卫生。

【按语】疣，是由人乳头瘤病毒（HPV）感染而形成的表皮赘生物，疣体质地柔软，粟粒状，通常散在分布，一般无自觉症状，疣体中含大量 HPV 病毒，具有传染性。西医主要以抗病毒治疗，或液氮冷冻、二氧化碳激光治疗等物理疗法为主。中医学对疣有较早的认识，并有"扁瘊"等称呼。早在春秋时期的《五十二病方》中便有对疣的记载，《薛氏医案》之中更是记载道："疣属肝胆少阳经，风热血燥，或怒动肝火，或肝客淫气所致"。故扁瘊之为病，必责之于肝，而与肝、肾、脾关系最为密切。扁瘊的病因，总与热、毒、瘀有关，热毒内生，蕴结于肌表，以致经络不通、气血不畅，化而生瘀，毒瘀互结，扁瘊而生。

本例患者属于肝肾不足之扁瘊。肝主疏泄，肝经沿大腿内侧，入阴毛中，绕阴器，而肾主水藏精，其开窍于前后二阴，故而其扁瘊大量分布于阴毛及阴囊处；患者肝肾不足，故性功能障碍，不能同房；腰为肾之府，肾气不充，故有腰痛的表现。治疗上当以补益肝肾、解毒祛瘀为根本大法。方中紫草、土茯苓、金银花、薏苡仁解毒清热，并兼祛湿功效；马齿苋为治疗扁瘊的特效药，经临床验证，疗效确切；牡蛎、磁石之药入肝经，既软坚散结又补肝肾不足；仙茅、淫羊藿、菟丝子、巴戟天、肉苁蓉、熟地，以达补益肝肾、填精益髓之功效，使肝肾得补、精气得充。并在内服药的基础上，予以解毒行气祛湿之药外洗，内外并用，而获得良好疗效。多发性疣易反复发作，治疗不当更易留瘢痕，故对其的治疗，辨证是关键，审证辨因，治病求本，同时可结合外涂药物，或火针、冷冻疗法等外治法，可收获良好疗效。

（张全辉）

黑棘皮病

张某某，男，13岁。2019年10月6日来诊。

【主诉】颈部、肘部、腋窝部皮肤发黑1年。

【现病史】患者颈部一圈、肘部关节处及腋窝大部皮肤发黑，棘突突起，摸之碍手，有粗糙感。患者肥胖4~5年。

【查体】颈部、肘部、腋窝部皮肤发黑并有该处皮肤粗糙，形体肥胖。舌质红，苔白腻，脉弦细。

【西医诊断】黑棘皮病。

【中医诊断】黧黑斑。

【证型】痰瘀内阻证。

【治法】燥湿化痰，行气祛瘀。

【处方】

莱菔子 30g	薏苡仁 30g	神曲 30g	法半夏 10g
陈皮 10g	甘草 6g	茯苓 12g	枳实 6g
竹茹 6g	白花蛇舌草 20g	槟榔 6g	荷叶 15g
秦艽 12g	首乌藤 15g	苍术 15g	厚朴 10g
草薢 12g	白蔻仁 10g	三七 5g	

14剂

2019年10月20日复诊：患者颈部、肘部、腋窝部发黑症状稍有减轻，局部皮肤粗糙较为好转；舌质红，苔白腻，脉弦细。拟原方14剂进一步治疗，并嘱患者配合饮食及锻炼减重。

2019年10月28日三诊：患者皮肤发黑情况进一步好转，局部粗糙感基本消失；舌质红，苔白腻，脉弦细。在原方基础上加当归10g、生地10g，嘱患者再服14剂。

2019年11月10日四诊：患者皮肤发黑情况基本好转，局部粗糙感消失；舌质红，苔白，脉弦细。守上方14剂巩固疗效。

【按语】黑棘皮病，是一种以皮肤色素沉着并伴有皮肤过度角化，呈现天鹅绒样增厚，甚至疣状突起为特征的皮肤病，主要累及颈后、腋窝及皮肤的屈面。此病比较少见，一般好发于中老年人，儿童发病较为少见。目前医学界对于该病的研究尚不深入，其病因不明确，主要可能的相关因素有肠道菌群紊乱、恶性肿瘤、内分泌紊乱、糖尿病、甲状腺功能减退以及大量服用糖皮质激素、胰岛素、避孕药或者烟酸等药物，而且更为严重的是其不仅损害皮肤系统，更有恶变可能，处理不当亦有危及生命的可能。现代研究显示，黑棘皮病是严重胰岛素抵抗的标志，故而肥胖患者、糖尿病患者往往更容易出现该病。中医学将黑棘皮病称作"黧黑斑"。中医学对于本病的发生发展，一般认为主要责之于肝、肾，肾之阴液濡润四肢百骸，肾之功能失常，肌肤失去阴液滋润而粗糙；肝主藏血，其功能失常，日久而成气滞血瘀，瘀血内阻皮肤而成肌肤甲错黧黑。

本例患者年仅13岁，形体肥胖，胖人多痰湿，脾胃失于运化，水液不行，停而成痰，痰湿内阻瘀血而生，阻滞气机，如此一来，而成痰瘀内阻之证。故而治疗上首以燥湿化痰、行气祛瘀为法。用药上，喻老师不拘一格，首先采用众多燥湿化痰药如法半夏、陈皮、苍术、茯苓、厚朴、白蔻仁、槟榔、草薢、竹茹、荷叶之属，以期除其湿邪、化其痰湿；再以莱菔子、厚朴、枳实、薏苡仁、神曲行气化滞、健脾和胃；最后配合首乌藤、三七活血化瘀。诸药相合，达到燥湿祛瘀之效。相关流行病学研究表明，虽然肥胖人群患黑棘皮病概率较正常人高，但部分患者随着减肥锻炼、体重控制，黑棘皮病的症状可较为减轻，少部分患者甚至可以完全消失。故除了药物治疗外，需患者配合饮食锻炼减重，以达到最好的治疗效果。

（张全辉）

白癜风

陈某某，男，54岁。2019年1月4日来诊。

【主诉】头面及掌指出现白斑十余年。

【现病史】患者从 2003 年起头部及手指背侧出现白斑，2004 年至 2008 年出现更多，并无其他不适症状，现微有痒感。

【查体】口唇周围及鼻部周围存在大小不一、边界清楚的白斑，双手手指背侧更甚。舌质红，苔白，脉弦滑。

【西医诊断】白癜风。

【中医诊断】白驳风。

【证型】血虚风动证。

【治法】祛风养血，补益肝肾。

【处方】

天麻 10g	羌活 10g	豨莶草 12g	薄荷 10g
墨旱莲 15g	女贞子 15g	当归 10g	侧柏叶 10g
防风 10g	生黄芪 15g	炒白术 10g	龙骨 15g
自然铜 5g	地骨皮 10g	地锦草 15g	红参 6g
			15 剂

二诊：2019 年 1 月 26 日。患者双手掌指较好转，不痒，大便稀溏，睡眠可；舌质淡，苔白，脉弦。守方 15 剂。

三诊：2019 年 4 月 3 日。症状如前，患者肤色改善，白斑区域已有色素生成；舌质淡，苔白，脉细弦。继续口服中药 15 剂，方药如下：

天麻 10g	豨莶草 12g	麻黄 6g	熟地 15g
补骨脂 6g	墨旱莲 15g	白芷 10g	法半夏 10g
陈皮 10g	甘草 6g	茯苓 12g	黄连 5g
炒白术 10g	地锦草 15g	浮萍 10g	炒白芍 15g
防风 10g			

四诊：2019 年 4 月 20 日。症状较前进一步好转，患者肤色继续改善，白斑区域色素面积扩大；舌质淡，苔白，脉细弦。再进 15 剂，方药如下：

天麻 10g	羌活 10g	独活 10g	仙茅 15g
淫羊藿 15g	菟丝子 20g	墨旱莲 15g	女贞子 15g
补骨脂 6g	秦艽 12g	防风 10g	细辛 3g
熟地 20g	麻黄 6g	当归 10g	川芎 10g
杜仲 15g	川牛膝 10g	太子参 15g	大枣 3 枚

【按语】白癜风，是一种临床难治性复杂性疾病，其以身体皮肤出现色素脱失性白斑为主要特征，而并无其他特殊不适。目前医学界对白癜风的成因尚无定论，有自身免疫学说、黑色细胞自身破坏学说以及遗传因素影响等。中医学对白癜风

也早有认识，并有"白驳风""白癜""驳白"等名称。《诸病源候论》对白癜便有记载："白癜者，面及颈项身体皮肉色变白，与血色不同，亦不痒痛，谓之白癜。"

白驳风的形成，多于体虚后天肌肤失养，或外邪入侵，致脏腑失调，肌肤经络阻塞不通，气血不和而致；与"风""血"密切相关，"风"为本病最主要的致病外邪，为百病之长，再加血虚不养肌肤，则成此病。在脏腑与肝、肾关系最为密切，肝主藏血，肾主藏精，肝肾同源，精血互化，肝气充，则气血旺盛，肾气足，则肤色润泽。

本例患者体内风气内动，又血虚不养；血虚化热，又合风气相煽，故发于头面四肢，肌肤不荣，失去色泽，发为白驳风。对于本病的治疗，总以祛风养血为根本大法，风血同治，正所谓"治风先治血，血行风自灭"，再配合补养肝肾、清热滋阴之法。方用天麻、羌活、防风、当归、豨莶草之属养血祛风通络，风血同治以治其标；侧柏叶、地锦草、地骨皮凉血清热以治其本；墨旱莲、女贞子补益肝肾；红参大补元气以调节诸虚。全方合用可达内外兼治、标本同治之效。现代医学研究也表明龙骨、自然铜、墨旱莲等中药与黑色素的产生关系密切，更体现了喻老师对中医药的运用古今相合，毫不拘泥。喻老师表示，白癜风的治疗较为复杂，建议患者饮食上少吃酸的东西，多食用藻类如螺旋藻等，使用铜制炊具如用铜壶烧水喝，并保持心情舒畅，这些均是白癜风治疗上的要点。

（张全辉）

黄褐斑

刘某，女，45 岁。2018 年 8 月 6 日就诊。

【主诉】面部褐色斑 1 年余。

【现病史】患者于 1 年前面部出现淡褐色斑片，呈片状，褐色斑片面积逐渐扩大，眼角鱼尾纹明显，皮肤稍干燥，脚上起散在性结节性痒疹，感明显瘙痒。平素月经提前 5~6 天。

【查体】面部可见片状淡褐色斑片，眼角鱼尾纹明显，皮肤稍干燥。舌质淡红，苔微黄腻，脉弦细。

【西医诊断】黄褐斑。

【中医诊断】黧黑斑。

【证型】脾虚痰郁证。

【治法】健脾化痰，清热消斑。

【处方】

红景天 6g	益母草 20g	菊花 10g	白薇 10g

白花蛇舌草 30g	南沙参 30g	白术 10g	茯苓 12g
甘草 6g	枳实 12g	竹茹 6g	法半夏 10g
陈皮 10g	黄连 6g	肉桂 3g	五味子 10g

7剂。加 400mL 水，沸水煮取 200mL 口服，1 天 2 次，饭后半小时服。

2018 年 8 月 15 日二诊：症状有所改善，舌质红，苔薄，脉弦细。继守原方加刺蒺藜 12g，5 剂。

2018 年 8 月 20 日三诊：精神可，面部色斑明显改善；舌质淡红，苔微黄，脉弦细。

红景天 6g	丹参 12g	香附 10g	益母草 20g
白薇 10g	茯苓 12g	白及 10g	白花蛇舌草 20g
杭菊花 12g	石斛 15g	青黛 10g	生地 15g
金银花 15g	刺蒺藜 15g	薏苡仁 20g	

14 剂

2018 年 9 月 5 日四诊：颜面部褐色斑大部分已消退，鱼尾纹有所减轻；月经规律但量较少，睡眠可；舌淡红，苔微黄，脉细弦。

红景天 6g	丹参 15g	香附 10g	益母草 30g
白薇 10g	白及 10g	菊花 10g	茯苓 12g
刺蒺藜 15g	菟丝子 30g	青黛 10g	薏苡仁 30g
生地 15g	金银花 15g	石斛 20g	

10 剂

2018 年 9 月 16 日五诊：患者症状大有好转，色斑基本消退；舌质淡红，苔微黄腻，脉细弦。

红景天 6g	丹参 12g	香附 10g	益母草 20g
白薇 10g	茯苓 12g	白及 10g	白花蛇舌草 20g
杭菊花 12g	石斛 15g	青黛 10g	生地 15g
金银花 15g	刺蒺藜 15g	薏苡仁 20g	

10 剂

2018 年 10 月 1 日六诊：患者颜面部色斑消退，面色红润，未见有皮肤干燥；月经规律、量尚可，二便调，纳眠可；舌质淡红，苔薄，脉弦细。继守原内服方 21 剂。3 个月后随诊，诉面部色斑消退，未诉不适。

【按语】黄褐斑，是一种好发于颜面部的色素沉着性皮肤病，多对称性分布于颧部及颊部，亦可延及前额及鼻部。其皮损特点为颜面部出现大小不一的褐色或浅褐色色素沉着斑，可融合成片，边界清楚，常无自觉症状。西医学认为本病多因暴晒、化妆品、内分泌紊乱以及药物等引起。中医学将黄褐斑称为"黧黑斑""肝斑""蝴蝶斑"，明《外科正宗》曰："黧黑斑者，水亏不能制火，血弱不能华肉，以致火燥结成斑黑，色枯不泽"。早在《内经》中的《灵枢·邪气脏腑病形》就有论述："血不流则毛不泽，故其面黑如漆柴者"；在《灵枢·经脉》又曰："十二经脉，三百六十五络，其气血皆上于面而走空窍"。本病病因较复杂，其中肾水不足、肝郁气滞、饮食劳倦、妇人经血不调等均可致病；或因情志失调如肝气郁结、暴怒伤肝、思虑伤脾、惊恐伤肾等，致气机紊乱、气血悖逆，不能上荣于面，而生褐斑。本病的病位多在肝、脾、肾。病机多因肝郁气滞、肝失条达，不能调畅气机，郁而日久导致气血瘀滞，而出现颜面部变暗，出现较深的褐色色素斑等；又因肝气不舒，肝气犯脾，脾失健运，运化水谷功能下降导致气血亏虚，故而出现面部苍白，颧骨出现淡褐色色素沉着斑；或因肝肾不足，日久伤阴，营阴耗损，肌肤腠理失宣，肌肤失养，可见颜面部皮肤干燥，出现褐色斑，以面颊为主。

　　本例患者属脾虚痰郁兼肝肾不调证，治当健脾化痰、清热消斑，兼以调补肝肾。方中益母草活血化瘀、调经；红景天益气补血、活血化瘀；菊花、白薇、白花蛇舌草清热泻火、凉血解毒；白术、竹茹、茯苓、法半夏、陈皮、枳实益气健脾、化痰除湿；黄连配肉桂寒热并用，交通心肾，水火既济，促进睡眠，减少色斑形成；同时，南沙参滋补阴液、肉桂温补助阳、五味子收敛固涩，三药结合以防燥湿太过，顾护津液，使燥而不伤阴。喻老师认为，注意防晒、调畅情志、均衡饮食、充足睡眠，对本病良益颇多。

（吴允波）

掌跖脓疱病

　　熊某某，男，35岁。2017年10月14日就诊。

【主诉】双侧掌跖部红斑脓疱伴痒反复2年。

【现病史】患者2年前无明显诱因下双手掌、足跖出现红斑、丘疹、针尖至绿豆大小的水疱、脓疱，水疱、脓疱干涸后结痂、脱屑，自觉剧烈瘙痒、压痛。曾至上海、广州、北京等多家诊治，均诊断为掌跖脓疱病，予对症处理（具体不详）。为求治疗于今日来我院就诊。

【查体】双手掌、足跖可见片状红斑、脓疱、结痂或糜烂、脱皮，脱皮较严重，皮损颜色暗红。舌质红，苔薄黄，脉细弦。

【西医诊断】掌跖脓疱病。

【中医诊断】白疕。

【证型】热毒证。

【治法】清热解毒，凉血化燥。

【处方】

（1）内服方

茯苓 12g	金银花 20g	紫花地丁 15g	川牛膝 10g
车前子 10g	黄柏 10g	苍术 10g	黄芪 30g
当归 10g	甘草 6g	板蓝根 12g	紫草 20g
天花粉 20g	蒲公英 30g	猪苓 15g	南沙参 30g
			3 剂

（2）外洗方

枯矾 30g	千里光 30g	南沙参 30g	黄柏 20g
苍术 20g	荆芥 30g	茵陈 30g	鱼腥草 30g
马齿苋 30g	生甘草 30g	薄荷 30g	
			3 剂

（3）青鹏膏　外洗中药后配合外涂，2 次 / 日。

2017 年 10 月 17 日二诊：患者上述症状改善，消退如前。后又再次复发，症状如前；舌苔薄，舌质红，脉细弦。内服守前方加龙骨 30g，10 剂。外洗守前方 10 剂。

2017 年 10 月 28 日三诊：患者诉治疗后病情有所好转，脓疱消除，稍有红斑，有时瘙痒；舌红，舌苔薄，脉细。

茯苓 15g	金银花 15g	紫花地丁 15g	川牛膝 10g
车前子 10g	板蓝根 12g	茜草 10g	紫草 20g
天花粉 20g	黄柏 10g	苍术 10g	全蝎 3g
马齿苋 20g	鱼腥草 20g	蒲公英 20g	垂盆草 20g
			15 剂

2017 年 11 月 11 日四诊：经治疗，病情改善明显，仅见双足板少许红斑、脱屑，瘙痒不明显，大便日一行，纳眠可；舌质红，舌苔薄，脉弦细。

（1）内服方

茯苓 15g	金银花 20g	紫花地丁 15g	川牛膝 10g
车前子 10g	南沙参 30g	白术 10g	甘草 6g
板蓝根 10g	茜草 10g	紫草 30g	蒲公英 30g
黄柏 10g	苍术 10g	全蝎 3g	蜈蚣 2 条
			15 剂

（2）青鹏膏　外涂，2 次 / 日。

2017 年 11 月 25 日五诊：上述症状基本消退，稍有红斑、结痂，但有点瘙痒；

舌质红，舌苔薄，脉弦细。

南沙参 30g	白术 10g	茯苓 10g	甘草 6g
全蝎 3g	蜈蚣 2 条	金银花 15g	紫花地丁 15g
川牛膝 10g	车前子 10g	板蓝根 12g	天花粉 20g
白茅根 20g	黄柏 10g	蒲公英 20g	垂盆草 20

15 剂

2017 年 12 月 9 日六诊：患者症状较前稍有加重，可见足板有开裂、脱皮，未见有脓疱，未诉有瘙痒；舌质红，舌苔薄，脉细。

板蓝根 15g	茜草 10g	紫草 20g	天花粉 15g
白茅根 30g	茯苓 12g	金银花 15g	紫花地丁 12g
川牛膝 10g	车前子 10g	全蝎 3g	蜈蚣 2 条
陈皮 10g	桑寄生 12g	垂盆草 30g	蒲公英 20g

15 剂

2018 年 3 月 3 日七诊：患者最近足底又有些红斑、丘疹、脱皮，瘙痒；舌质红，舌苔微黄，脉细。

赶黄草 5g	茯苓 12g	金银花 15g	紫花地丁 12g
川牛膝 10g	车前子 10g	板蓝根 10g	茵陈 10g
紫草 20g	天花粉 20g	黄柏 10g	苍术 10g
蒲公英 20g	荆芥 10g	地骨皮 12g	

15 剂

2018 年 3 月 17 日八诊：患者病情好转，掌跖脓疱已消，不痒不痛；舌质红，舌苔薄，脉细。守上方加秦艽 10g、青蒿 10g，15 剂。

患者随访 3 次，均未见有复发。

【按语】掌跖脓疱病，是银屑病的一种，皮损多局限，多发于手足部，也可扩展到指、趾背，皮损特点为红斑，红斑基础上可见针尖至绿豆大小的无菌性脓疱，疱壁不易破裂，干涸后结痂、脱皮，结痂脱皮后又可在旧红斑上新长出脓疱，常伴剧烈瘙痒与疼痛，皮损颜色暗红。西医学对其病因尚不清楚，一般认为其与遗传因素、环境因素、内分泌因素、精神因素及自身免疫因素有关。中医学亦称为"干癣""松皮癣"，如隋《诸病源候论·疮病诸候·干癣候》中称为"干癣"，曰："干癣，但有匡郭，皮枯索，痒搔之白屑出是也"。清《外科证治全书·卷四·发无定处证》称为"白疕"，其中说："白疕，皮肤燥痒，起如疹疥，面色白，搔之屑起，渐致肢体枯燥坼裂，血出痛楚"，此处说明了本病的发病特点。西医学研究表明本病不能彻底根治，但中医治疗本病具有很好的疗效。对其病因病机，中医学认为多因饮食不节，脾胃受损，运化失常，脾虚生湿，水湿内停，湿热内生；或外感湿热邪毒，湿易困脾，湿热蕴结肌肤而发病；或情志过极，外感邪毒，热毒内生，热入营血，血中火热之毒炽盛，故皮疹为红斑、脱皮、针尖大小的水疱或脓疱，皮肤颜色鲜红或暗红。脾主四肢，发病部位多见于四肢。

本患者证属热毒证，治当清热解毒、凉血化燥。方以金银花、紫花地丁、板蓝根、紫草、天花粉、蒲公英清热凉血解毒；黄柏、川牛膝引热下行，清下热；车前子、茯苓、猪苓利水渗湿，使湿热得以从小便除；苍术、黄芪补气，助湿得气行以除湿；当归、南沙参养血滋阴清热；甘草调和诸药。全方合用，使血热得清、湿热得除。再配合外洗方，内外合用，效果良好。喻老师表示，掌趾脓疱易反复发作，给患者造成很大的压力，容易影响患者心情。故在日常生活中除药物治疗以外，适当进行心理疏导、减轻焦虑，并进行合理的饮食生活干预，同样是治疗的关键，不可小觑。

（吴允波）

脱发

案1 盛某某，男，38 岁。2018 年 4 月 14 日来诊。

【**主诉**】突然脱发 4 个月余。

【**现病史**】患者 4 个月前，一个星期内头发大量脱落，甚至连睫毛都发生脱落，头皮光亮，曾于某皮肤医院治疗，效果一般。

【**查体**】头皮毛发稀少，大部分头发已成白色。舌质淡，苔白，脉弦细。

【**西医诊断**】普秃。

【**中医诊断**】油风。

【**证型**】肝肾亏虚、血热风动证。

【**治法**】补益肝肾，凉血祛风。

【**处方**】

（1）内服方

仙茅 6g	淫羊藿 5g	菟丝子 10g	知母 5g
黄柏 6g	桑叶 5g	桑白皮 6g	茯苓 10g
当归 5g	侧柏叶 6g	天麻 6g	羌活 5g
木瓜 5g	防风 6g	南沙参 10g	白术 15g
甘草 3g			

7 剂

（2）外洗方

桑叶 30g	桑白皮 30g	山香圆叶 10g	生黄芪 30g
南沙参 30g	蒲公英 30g	侧柏叶 30g	防风 30g
野菊花 30g	枳实 20g		

7剂

2018年4月25日复诊：患者全头均有头发生长，眉毛、睫毛也有生长；舌质淡，苔白，脉弦细。予原内服方及外洗方各7剂，以巩固疗效。

2018年5月3日三诊：患者毛发生长状况良好，多个部位长出毛发；舌质淡，苔白，脉弦细。原内服方基础上加生地10g、首乌10g，14剂。

2018年5月21日四诊：患者毛发生长情况好，新生毛发茂密健康；舌质淡，苔薄白，脉细。

【按语】普秃，是一种以毛发脱落为主要表现的皮肤疾患，发病时头发发生脱落，严重时甚至眉毛、睫毛、腋毛、阴毛都出现脱落的情况。西医学对其的认识有限，其病因尚不清楚，一般认为与基因因素、环境因素、内分泌因素、精神因素及自身免疫因素有关。中医学将普秃亦称为"鬼剃头""油风""鬼舐头"。《诸病源候论·鬼舐头候》之中便有对其的详细记载："人有风邪在于头，有偏虚处，则发秃落，肌肉枯死。或如钱大，或如指大，发不生，亦不痒，故名鬼舐头"。对其病因病机，中医学多认为与血热、血虚、风气内动有关。饮食不节、过食辛辣肥甘厚味，或情志不遂、过极化火，而血热生风，风火相煽则损耗阴血，以致毛发失其所养出现脱落；另一方面，发为血之余，血虚精亏，滋养不足，且血虚常易生风，血不养发又加风气动摇，则毛发脱落无疑。关于油风，其之所成必责之于肝肾二脏。肝主藏血，发为血之余，发得肝血所养则坚韧润泽；肾主骨生髓，其华在发，肾气充盛，发得肾精所养则乌黑浓密；肝肾二脏功能失常，肝血肾精不充，则毛发必枯槁脱落。

本例患者证属肝肾亏虚，又合血热风动；治当以补益肝肾为先，合以祛风凉血。方以仙茅、淫羊藿、菟丝子补肝益肾；知母、黄柏、桑叶清热凉血；桑白皮、侧柏叶凉血生发；羌活、防风、天麻祛风，止风气内动；茯苓、木瓜、南沙参、白术、当归收养血、养阴、利湿之效。全方合用，使肝肾得补、风气得除、血热得清。再配合外洗方，内外合用，效果良好。喻老师表示，普秃是一种复杂疾病，除药物治疗以外，适当进行心理疏导、减轻焦虑，并进行合理的饮食生活干预，同样是治疗的关键，不可小觑。

（张全辉）

案2　余某，男，23 岁。2018 年 2 月 13 日来诊。

【**主诉**】脱发 3 年余。

【**现病史**】大片块状脱发，头发稀疏，白发多，前头部呈斑块状脱发，头屑多。睡眠差，大便日行 2 次。

【**查体**】前头部呈斑片状脱发，头皮油腻，并有较多白发及头屑。舌质淡，苔黄，脉滑。

【**西医诊断**】脂溢性脱发。

【**中医诊断**】发蛀脱发。

【**证型**】血热风动证。

【**治法**】祛风除热，补养肺肾。

【**处方**】

芡实 30g	金樱子 30g	桑叶 10g	桑白皮 12g
茯苓 12g	菟丝子 30g	知母 10g	黄柏 10g
白花蛇舌草 20g	天麻 10g	羌活 10g	蒲公英 20g
木瓜 10g	防风 10g	薏苡仁 20g	熟地 20g
蚕沙 20g			

15 剂

2018 年 3 月 8 日二诊：头上斑片状脱发及油腻脱屑较前好转，头发生长良好；舌质淡，苔黄，脉弦滑。原方去蒲公英、薏苡仁、熟地、蚕沙、白花蛇舌草，加仙茅 12g、淫羊藿 12g、五味子 30g、当归 10g，14 剂，并配合除脂生发片 3 盒口服。

2018 年 3 月 28 日三诊：患者头发生长良好，头发浓密，仅在头部侧面及后面存在一个头发稍稀疏的片状区域；舌质淡，苔黄，脉弦滑。予除脂生发片 3 盒口服，并予以中药如下：

芡实 30g	金樱子 30g	天麻 10g	桑白皮 12g
羌活 10g	当归 10g	侧柏叶 10g	木瓜 10g
防风 20g	熟地 10g	南沙参 10g	桑叶 10g
白术 10g	茯苓 10g	知母 10g	生黄芪 30g
蚕沙 20g	甘草 6g		

7 剂

2018 年 5 月 2 日四诊：患者侧头部及后头部毛发生长稀疏区，较前明显改善；舌质淡，苔黄，脉弦滑。守方 15 剂，并予除脂生发片 4 盒口服。

2018 年 5 月 28 日五诊：患者目前头发生长良好；舌质淡，苔黄，脉弦滑。予除脂生发片 4 盒口服，并予以中药如下：

红景天 6g	天麻 10g	羌活 10g	当归 10g
熟地 30g	木瓜 10g	防风 20g	熟地 10g
南沙参 10g	桑叶 10g	白术 10g	知母 10g
生黄芪 30g	蚕沙 20g	桑白皮 12g	芡实 10g
黄柏 10g	金樱子 30g		

7 剂

【按语】 脂溢性脱发，是一种以毛发进行性减少为主要特征的皮肤科难治性疾病，与遗传及雄激素有关，常伴有头皮瘙痒及头屑增多等表现。中医学将本病称为"蛀发癣""白屑风""油风"。《外科证治全书·头部证治》之中便记载："蛀发癣，头上渐生秃斑，久则运开，干枯作痒。"中医学认为发蛀脱发的形成与"血、风"密切相关。"发为血之余"，若素体虚弱，血气不充，无以濡养，故而出现毛发失养，继而脱发；风性走窜善动，易袭阳位，并易与外邪合而为病。

本患者血热风盛夹湿，血中热毒循经上攻，又加之风邪助长火势，动摇其发。湿浊与热邪相合上蒸头皮，其性黏腻，阻滞头皮经络，导致气血不通，则头皮油腻、头发枯萎脱落。本病在脏腑则与肺、肾关系密切，《素问·痿论》指出"肺主身之皮毛"，《诸病源候论》中即记载"肾气弱则骨髓枯竭，故发白而脱落"。肺居上焦，濡养皮毛，若雾露之溉；肺虚输布营血精微物质功能不足，毛发则失其所养而枯落。肾藏五脏六腑之精华，肾虚精血不充则毛发生化无源。故以祛风除热、补养肺肾为治疗大法。方以天麻、防风、羌活上行头面，祛风以制风气妄动；知母、黄柏、蒲公英、白花蛇舌草清血热解热毒；桑白皮、桑叶入肺经，补养肺气；菟丝子、熟地补肾填精；蚕沙、茯苓、木瓜、薏苡仁之属清体内蕴结之湿。全方共奏清热祛风、补养肺肾之功。喻老师认为，脱发作为一种难治性疾病，不仅会影响患者的生活质量，更会给患者的心理带来严重的负面影响，产生自卑或社交恐惧心理，所以治疗上除了药物治疗，也要进行心理上的疏导，使患者保持良好的情绪状态，再加上戒除辛辣油腻，保持良好的饮食及生活作息习惯，才能收获较好疗效。

（张全辉）

案3 刘某，女，25 岁。2018 年 12 月 29 日就诊。

【主诉】 突然脱发 3 个月。

【现病史】 患者于 3 个月前因习惯性晚睡，头部毛发突然出现一处片状脱落，皮头光滑，自觉头皮瘙痒，头皮毛发稀少，尚有些头发附着头皮头部发根疏松，一拉即掉落，逐渐脱发范围扩大，可见头部毛发全部脱落。大便 2 日行 1 次，月经正常，晚上 12 点睡觉。

【查体】整个头皮头发基本掉光，散在分布一些头发，头发松脱，拉发试验阳性。舌质红，苔微黄，脉弦细。

【西医诊断】脱发。

【中医诊断】油风。

【证型】血热风燥证。

【治法】凉血息风，养阴护发。

【处方】

北黄芪 15g	麦冬 12g	生地 12g	当归 10g
侧柏叶 10g	枸杞子 20g	川楝子 15g	黄连 6g
肉桂 5g	五味子 10g	天麻 10g	羌活 10g
防风 10g	木瓜 10g	熟地 30g	蚕沙 30g
红参 6g	芡实 30g	金樱子 30g	桑叶 10g

15 剂

2019 年 1 月 13 日二诊：松动的头发掉了，新头发又长出来了；舌质淡红，苔薄黄，脉弦。

人参 10g	麦冬 10g	五味子 6g	生黄芪 30g
当归 10g	侧柏叶 10g	仙茅 12g	淫羊藿 12g
菟丝子 30g	天麻 10g	羌活 10g	知母 10g
黄柏 10g	桑叶 10g	桑白皮 12g	茯苓 12g
熟地 30g	蚕沙 20g	墨旱莲 15g	女贞子 15g
陈皮 10g			

14 剂

2019 年 1 月 27 日三诊：头顶前部及头顶大片头发生长；舌质淡红，苔微黄，脉细弦。继守上方加北黄芪 15g、枸杞子 15g、刺蒺藜 12g，共 21 剂。

2019 年 2 月 17 日四诊：患者全头头发生长较前更多，大部分头发已变黑，二便正常，纳眠尚可；舌质红，苔白，脉弦细。继守原方 15 剂。2 个月后随访，患者头发生长良好，未再脱发。

【按语】普秃，是一种以毛发脱落为主要表现的皮肤疾患，累及头皮、眉毛、睫毛、腋毛、阴毛等毛发脱落。西医学对其的认识有限，其病因尚不清楚，一般认为与基因、环境、内分泌、精神及自身免疫等因素有关。中医学将脱发亦称为"鬼剃头""油风"。隋·巢元方《诸病源候论·鬼舐头候》之中便有对其的详细记载："人有风邪在于头，有偏虚处，则发秃落，肌肉枯死。或如钱大，或如指大，发不生，亦不痒，故名鬼舐头"。明·陈实功在《外科正宗·油风》中论述："油风乃血虚不能随气荣养肌肤，故毛发根空，脱落成片，皮肤光亮，痒如虫行，此皆风热乘虚攻注而然。"两著皆论述了本病发病病因皆与血虚、血燥化风相关，以及发病的症状特点。对其病因病机，中医学多认为与血热、血虚、风气内动有关。饮食不节、过食辛辣肥甘厚味，或情志不遂、过极化火，而血热生风，风火相煽则损耗阴血，以致毛发失其所养出现脱落；另一方面，发为血之余，血虚精亏，滋养不足，且血虚常易生风，血不养发又加风气动摇，则毛发脱落无疑。关于油风，其之所成必责之于肝肾二脏。肝主藏血，发为血之余，发得肝血所养则坚韧润泽；肾主骨生髓，其华在发，肾气充盛，发得肾精所养则乌黑浓密；肝肾二脏功能失常，肝血肾精不充，则毛发枯槁脱落。

本例患者属血热风燥证，治当以凉血息风、养阴护发为先。方以生地、当归、熟地、红参、麦冬滋阴及养血凉血，兼以川楝子、黄连清热，合用使除热而不伤阴；枸杞子、肉桂、芡实、侧柏叶补益肝肾以生发；羌活、木瓜、桑叶、蚕沙、防风、天麻祛风除湿；加五味子、北黄芪、金樱子以收敛固涩、益气生津。全方合用，使血热得清兼能滋阴养血，使肝肾得补、油风得除。

（吴允波）

酒渣鼻

案1 刘某某，女，13岁。2020年8月25日来诊。

【主诉】鼻部红肿肥大伴瘢痕结节1年。

【现病史】患者鼻子红肿肥大，伴萎缩性瘢痕，上有豆粒样脓点，嗅觉差，口气重，尤其是进食辛辣之后。月经不规则，大便日一行，睡眠可。

【查体】鼻部红肿肥大，上有瘢痕、结节及脓点。舌质红，苔黄腻，脉滑数。

【西医诊断】①酒渣鼻；②痤疮。

【中医诊断】酒渣鼻。

【证型】肺胃积热证。

【治法】清泄肺胃积热。

【处方】

鸡冠花 15g	野菊花 10g	枇杷叶 10g	桑白皮 12g
甘草 6g	陈皮 10g	竹茹 6g	枳实 6g
蒲公英 20g	黄连 5g	生姜 5g	白花蛇舌草 20g
川牛膝 10g	白术 10g	茯苓 10g	凌霄花 12g

地骨皮 12g   薏苡仁 20g   南沙参 20g

14 剂

2020 年 9 月 8 日复诊：患者鼻部红肿肥大较前消退，瘢痕结节改善，嗅觉也较为改善；舌质红，苔黄腻，脉滑数。原方加北黄芪 15g，予 14 剂。

2020 年 9 月 22 日三诊：患者鼻部红肿消退，结节基本消失，口气较轻，睡眠好。原方去枇杷叶、桑白皮、地骨皮、生姜、白花蛇舌草、牛膝，加法半夏 10g、连翘 15g、白芷 10g、佩兰 10g、玫瑰花 10g、红花 6g、石斛 20g，再予 14 剂。

2020 年 10 月 6 日四诊：患者鼻部皮色恢复正常，无红肿，结节消失。患者基本痊愈。前方去茯苓、竹茹、佩兰、玫瑰花、南沙参，加川黄连 6g、知母 10g、麦冬 10g。

【按语】酒渣鼻，是一种以鼻部皮肤潮红、局部毛细血管扩张为主要特征的皮肤疾患。目前西医学对其具体发病原因及机制并不明确，主流观点认为其发生与冷热刺激、面部血管—神经失调、精神刺激、胃肠功能紊乱或螨虫感染等因素有关。本病的发生率，女性大于男性，通常临床上将本病分为"红斑期""丘疹脓疱期""鼻赘期"三个阶段，各个阶段各有特点，但治疗上普遍疗效不佳，且极易反复，并且由于本病的发生对患者面容造成较大影响，故而患者普遍存在较大的心理阴影及精神负担。中医学认为酒渣鼻的发生，多归结于肺胃积热。肺居上焦，合皮毛，肺胃湿热之邪积聚，故发于肌肤；肺开窍于鼻，湿热火毒之邪，循经上蒸，鼻窍受累，而成鼻部潮红。《外科大成》中便对酒渣鼻的发生有详细论述："酒齄鼻者，先由肺经血热内蒸，次遇风寒外束，血瘀凝结而成，故先紫而后黑也"。

本例患者是一位青少年女性，平素饮食不节，嗜食辛辣炙煿之品，脾胃积热、肺热相煽，所谓"火曰炎上"，火毒热邪上冲头面，发于口鼻，故见鼻部红肿肥大；又见口气重，更是脾胃积热的表现。治疗上以清泄肺胃积热为法则，先以野菊花、蒲公英、黄连、白花蛇舌草、鸡冠花等清热泻火之品，取其清热解毒之效，使积热得清、热毒得解；加枇杷叶清降肺气，桑白皮泻肺火，竹茹、枳实、陈皮行气祛湿；再予牛膝引火下行。诸药合用，既清郁积之火热又解化湿邪，故能收获良好疗效。酒渣鼻作为一种临床难治性疾病，喻老师以中医学思维为我们提供了一种全新的治疗途径，值得我们细思挖掘其中的治疗经验。

（张全辉）

案 2 钟某某，男，33 岁。2019 年 7 月 6 日就诊。

【主诉】面、鼻、颈部红斑、丘疹、脱屑反复 10 余年。

【现病史】患者 10 年前无明显诱因面部可见片状红斑、皮肤稍干、脱屑，病情逐渐加重，皮疹范围扩大至鼻部。鼻部起红斑肿胀，暗红色，压之不退色，头颈、面部红斑及小丘疹；纳可，大便日一行，睡眠尚可。

【查体】鼻部起红斑肿胀，暗红色，压之不退色，头颈、面部红斑及小丘疹。舌质红，苔薄，脉细弦。

【西医诊断】①酒渣鼻（玫瑰痤疮）；②脂溢性皮炎。

【中医诊断】酒渣鼻。

【证型】肺胃热盛证。

【治法】清泄肺胃积热。

【处方】

（1）内服方

鸡冠花 20g	玫瑰花 10g	雪胆 0.9g	红花 10g
生槐花 15g	野菊花 10g	升麻 10g	黄连 10g
生石膏 20g	川牛膝 10g	蒲公英 20g	白芷 10g
枇杷叶 10g	桑白皮 12g	地骨皮 12g	牡丹皮 10g
赤芍 10g	香附 10g	辛夷 10g	

7 剂

（2）清火养元片　口服，2 片 / 次，3 次 / 日。

2019 年 7 月 10 日二诊：病情稍有所好转，舌红，苔薄黄，脉细弦。

枇杷叶 10g	桑白皮 12g	雪胆 0.9g	升麻 10g
黄连 5g	生石膏 20g	知母 10g	麦冬 10g
川牛膝 10g	白花蛇舌草 20g	白芷 10g	蒲公英 20g
鸡冠花 20g	黄芩 10g	薏苡仁 30g	菟丝子 30g
野菊花 10g			

7 剂

2019 年 7 月 29 日三诊：鼻部红斑肿胀均有消退，入睡难不易醒，大便日 2 次；舌质红，苔薄黄，脉细弦。

（1）内服方

鸡冠花 10g	玫瑰花 10g	野菊花 10g	枇杷叶 10g
桑白皮 12g	川牛膝 10g	白花蛇舌草 20g	白芷 10g
蒲公英 20g	升麻 10g	川牛膝 10g	知母 10g
黄柏 10g	北沙参 20g	石斛 20g	夏枯草 10g

7 剂

（2）清火养元片　口服，2 片 / 次，3 次 / 日。

2019年8月3日四诊：患者症状减轻，舌质红，苔薄，脉细弦。

当归10g	雪胆0.9g	白芍12g	柴胡10g
黄芩10g	白芷12g	白术10g	甘草6g
薄荷10g	枇杷叶10g	桑白皮12g	升麻10g
黄连5g	川牛膝10g	鸡冠花15g	玫瑰花10g
石斛20g			

15剂

2019年8月17日五诊：患者皮疹已消退，继守原方15剂以巩固疗效。患者随后随诊3次，均未见有复发。

【按语】酒渣鼻，是一种发于颜面部及鼻部中央，以红斑、丘疹、皮肤潮红及毛细血管扩张为特点的慢性皮肤病。其皮损特点为鼻部或面部中央起红斑、丘疹，皮肤颜色潮红，毛细血管扩张，轻微脱屑，鼻部丘疹严重时可见皮疹充血变大，按之不退色，或为脓疱，甚者可演变为黄豆或蚕豆大小的赘生物，毛孔增大，毛细血管扩张严重。本病多发于中年人，女性多于男性，临床上可分为红斑期、丘疹脓疱期、鼻赘型。西医学认为其多因皮肤油脂分泌过多，或与饮食不当、环境及精神因素有关。中医学将酒渣鼻亦称为"酒糟鼻""赤鼻""红头鼻"等。最早的相关记载见于春秋战国时期《素问·热论》中"脾热病者，鼻先赤"，指出本病的病因及皮疹特点为发于鼻部，且颜色多为红色。而《魏书·王慧龙转》就有"酒糟鼻"之说。其中《外科大成·酒齄鼻》中论述："酒齄鼻者，先由肺经血热内蒸，次遇风寒外束，血瘀凝结而成，故先紫而后黑也。治宜宣肺气、化滞血，使营卫流通以滋新血，乃可得愈"。对其病因病机，中医学多认为由肺胃热盛、热毒熏蒸于面，或饮食肥厚辛辣及嗜酒、热毒炽盛，复感风寒，风寒热毒互结，遏阻肌肤，血瘀凝结，瘀阻于鼻面，致鼻面部红斑、丘疹，丘疹颜色鲜红或暗红，皮肤潮红，瘀毒盛者可见脓性丘疹，或充血或见鼻赘形成。

本例患者属肺胃热盛证，治当清泄肺胃之火热，合以凉血解毒。方以枇杷叶、桑白皮、白芷、雪胆、生石膏清泄肺胃、宣肺利气；野菊花、蒲公英清热消肿止痛；黄连清燥化湿；升麻、香附、辛夷以补气行气，托毒外出；地骨皮、生槐花、牡丹皮、赤芍、红花、川牛膝、鸡冠花、玫瑰花凉血活血。全方合用，使肺胃之热得清、血热之毒得解。喻老师表示，酒渣鼻是一种病情复杂，多因皮脂分泌旺盛，或因饮食不当、胃肠道功能紊乱等刺激皮肤油脂分泌过多而成，故除药物治疗以外，应当养好生活习惯，宜清淡饮食；调节情志、注意卫生等同样是治疗的关键，不可小觑。

（吴允波）

痤疮

刘某某，男，24 岁。2020 年 8 月 9 日来诊。

【主诉】面部密集性红色结节斑块 2 年。

【现病史】患者面部密布红色斑块丘疹，经久不愈，或愈而旋即又发，此起彼伏并形成瘢痕结节。平日大便干结，数日一行。

【查体】面部密集无规则分布红色斑丘疹，少数存在脓疱、粉刺。舌红，苔黄腻，脉滑数。

【西医诊断】瘢痕性痤疮。

【中医诊断】粉刺。

【证型】热毒炽盛证。

【治法】清热解毒，祛邪祛湿。

【处方】

枇杷叶 10g	桑白皮 12g	升麻 10g	黄连 3g
生石膏 20g	知母 10g	麦冬 10g	牛膝 10g
白花蛇舌草 20g	白及 10g	薏苡仁 30g	野菊花 10g
蒲公英 30g	紫花地丁 30g	南沙参 30g	白术 10g
茯苓 12g	甘草 6g	法半夏 6g	陈皮 10g
竹茹 6g	枳实 5g	连翘 15g	

14 剂

2020 年 8 月 23 日复诊：患者上症有所改善，大便情况好转，2 日一行。嘱患者继续服用中药。

北黄芪 20g	麦冬 12g	生地 12g	当归 10g
枸杞子 12g	川楝子 10g	升麻 10g	黄连 3g
生石膏 20g	知母 10g	麦冬 10g	牛膝 10g
白花蛇舌草 20g	白及 10g	薏苡仁 30g	野菊花 10g
蒲公英 30g	白芷 10g	枇杷叶 10g	桑白皮 12g
法半夏 10g	陈皮 10g	竹茹 6g	枳实 6g
甘草 6g	茯苓 12g	金银花 15g	

14 剂

2020 年 9 月 6 日三诊：患者面部红斑丘疹基本消退，仅有少许瘢痕结节；舌红，苔黄腻，脉滑数。嘱患者继续口服中药。

北黄芪 30g	麦冬 12g	生地 12g	当归 10g

枸杞子 12g	川楝子 10g	枇杷叶 10g	桑白皮 12g
升麻 10g	黄连 5g	知母 10g	川牛膝 10g
白花蛇舌草 20g	菟丝子 30g	薏苡仁 20g	蒲公英 20g
白芷 10g	法半夏 10g	陈皮 10g	甘草 6g
茯苓 12g	竹茹 6g	枳实 5g	野菊花 10g
南沙参 30g			

14 剂

2020 年 9 月 20 日四诊：患者面部红斑丘疹基本痊愈，少许瘢痕淡化；舌红，苔黄，脉滑数。守前方再进 7 剂巩固疗效。

【按语】 近年来，随着人们生活水平的快速提高，生活方式和饮食结构产生巨大变化，并且随着环境污染的加重，痤疮的发病率越发升高。其作为一种好发于年轻患者的慢性炎症性皮肤病，多发于面部等皮脂腺丰富的皮肤，更为严重的是，其反复发作、缠绵难愈的特性，加上发作后留下瘢痕与色素沉着的特点，给许多青少年带来生活的不便与心理上的不良影响。中医学对痤疮较早就有深刻的认识，早在《素问·生气通天论》中记载："汗出见湿，乃生痤痱……劳汗当风，寒薄为皶，郁乃痤"。又将痤疮称为粉刺，亦有"风刺""酒刺"之说。中医学多认为，粉刺之为病，在经与肺经风热密切相关，在体与"热、瘀、湿、毒、痰"等病理因素关联密切，清代吴谦在《医宗金鉴》中便有论述："此证由肺经血热而成。每发于面鼻，起碎疙瘩，形如黍屑，色赤肿痛，破出白粉汁"。

本例患者素体阳热炽盛，热壅血瘀，脾胃积热又加湿邪内停，热邪与湿邪相合，循经上泛，溢于颜面，结聚肌肤，邪积脂聚，生为粉刺；湿性黏腻，又有热邪助势，必然病程缠绵难愈，此起彼伏。其治法必当首以清热解毒为重，再以祛湿化瘀为助。喻老师在组方选择上，采用众多清热解毒药，蒲公英、野菊花、紫花地丁、生石膏、金银花、黄连、知母、连翘等大队清热解毒药相合，折体内之火邪，清脏腑之邪毒；辅以经典药对升麻配牛膝，一升一降，升药力直达病所，降火邪以除之；配以枳实使全方动静结合；再加陈皮、薏苡仁、茯苓、竹茹祛湿化邪，湿邪得除则消粉刺缠绵之虞；最后予枇杷叶、桑白皮、麦冬，取其润燥养阴之效，以养火邪灼津之体，如此配伍取扶正祛邪之意。喻老师治疗痤疮，组方选药灵活多变，不拘泥、不刻板，根据患者病情，结合辨证之病因病机用药，临床疗效确切。

（张全辉）

扁平苔藓

案1　冯某，男，41岁。2019年8月5日就诊。

【**主诉**】四肢丘疹、斑块伴痒2个月。

【**现病史**】患者于2个月前全身出现红斑、扁平丘疹、水疱，自觉瘙痒，到某皮肤医院做病理检查符合扁平苔藓诊断，并予对症治疗，皮损未见明显改善。逐渐全身泛发散在性紫红色的扁平丘疹，胃胀不适，未诉疼痛，大便日一行，睡眠不好，纳可。

【**查体**】全身泛发散在性紫红色的扁平丘疹，表面少许细薄鳞屑。舌红，苔微黄，脉细数。

【**西医诊断**】扁平苔藓。

【**中医诊断**】紫癜风。

【**证型**】湿热毒蕴证。

【**治法**】清热祛湿，凉血解毒。

【**处方**】

雪胆 0.9g	紫草 20g	生地 15g	金银花 15g
青蒿 10g	薏苡仁 30g	荆芥 10g	生石膏 30g
南沙参 30g	白术 10g	茯苓 10g	甘草 6g
法半夏 10g	陈皮 10g	竹茹 6g	枳实 6g
生牡蛎 20g	黄栀子 6g		

7剂

2019年8月12日二诊：脚上皮损消退，手上仍可见红斑丘疹，起水疱，大便日一行，出汗多，睡眠差，纳可；舌苔薄微黄，脉细弦。

白蔻仁 10g	藿香 10g	雪胆 0.9g	茵陈 10g
滑石 30g	木通 6g	石菖蒲 10g	黄芩 10g
连翘 10g	射干 10g	知母 10g	薄荷 10g
黄芪 30g	金银花 20g	当归 10g	甘草 6g
全蝎 3g	蜈蚣 2条		

7剂

2019年8月19日三诊：皮损有些改善，未见水疱，无瘙痒，纳眠可；舌苔微黄，脉弦细。嘱继守上方7剂。

2019年8月26日四诊：这两天又有瘙痒，夜卧不安，下肢见个别小水疱；舌红，苔微黄，脉细弦。

南沙参 30g	白术 10g	茯苓 12g	甘草 6g
法半夏 10g	茵陈 10g	枳实 6g	竹茹 6g
泽泻 12g	桂枝 10g	金银花 20g	生地 15g
牛膝 10g	车前子 10g	紫草 20g	蒲公英 20g
全蝎 3g	蜈蚣 2 条	生石膏 30g	苍术 10g

7 剂

2019 年 9 月 2 日五诊：上症明显改善，皮损消退；舌质红，苔薄，脉弦细。守上方 15 剂。

2019 年 10 月 14 日六诊：患者因喝酒复发，四肢又起红斑丘疹性皮损、散在性绿豆大小的扁平丘疹，自觉瘙痒，大便 1 日一行，腹泻；舌质淡，苔薄，脉弦细。

南沙参 30g	白术 10g	茯苓 12g	甘草 6g
法半夏 10g	陈皮 10g	竹茹 6g	枳实 6g
北沙参 30g	麦冬 12g	生地 12g	当归 10g
枸杞子 15g	川楝子 12g	秦艽 12g	薏苡仁 30g
金银花 15g	紫草 20g	全蝎 3g	蜈蚣 2 条
牡蛎 30g			

7 剂

2019 年 10 月 20 日七诊：患者病情有所好转，皮疹基本消退，偶感微痒，二便调，纳眠可；舌质淡红，苔白，脉弦细。继原方 10 剂，以巩固疗效。

【按语】扁平苔藓，是一种特发性炎症性皮肤病，可累及甲和皮肤黏膜，皮疹特点为粟粒至绿豆大小的紫红色扁平丘疹，多角形或圆形，边界清楚，颜色为紫红色、红色或暗红色，自觉瘙痒，好发于四肢屈侧，亦可发于指甲、毛发、皮肤黏膜等。临床上分为急性泛发性扁平苔藓、慢性局限性扁平苔藓、色素型扁平苔藓、肥厚型扁平苔藓、大疱型扁平苔藓等。西医学认为本病病因尚不明确，多与免疫因素、病毒感染、环境因素、精神因素等相关。中医学将扁平苔藓称为"紫癜风"，其病因病机多与热毒、湿毒相关，多因外感邪毒，热入营血，血热之毒炽盛，热毒熏蒸，肌肤腠理失宣，肌肤失养，热毒瘀积于肌肤。可见皮肤表面起绿豆至黄豆大小的扁平丘疹、颜色暗红，瘀结瘀斑，融合成片，皮肤干燥；或见指甲甲板变厚、凹凸不平，也可出现萎缩，呈甲胬肉状或甲板消失等。或病情迁延不愈，日久伤阴，营阴耗损，阴虚火旺，心火旺盛，火热上炎，发于口腔，其皮损特点为网状银白色细纹或斑块状小丘疹，对称分布，常伴有充血、糜烂、溃疡、大疱等，感明显疼痛、进食时疼痛加重等。

本例患者属湿热毒蕴证，且热入营血，治当以清热祛湿、凉血解毒为先。方中紫草、金银花、雪胆、青蒿、生石膏清热凉血解毒；生地、南沙参、生牡蛎、栀子滋阴清热、养血凉血；白术、法半夏、陈皮、茯苓、枳实健脾除湿；竹茹、薏苡仁淡渗利尿兼清热，使火从小便解；兼以荆芥祛风，甘草调和诸药。全方合用，使血热得清、湿得除、燥能润、风得祛。扁平苔藓病情顽固，在日常生活中，应注意保护皮肤，可以涂保护皮肤屏障的润肤品；同时精神压力、生活环境等容易影响本病，故适当进行心理疏导、减轻焦虑，并进行合理的饮食生活干预，同样是治疗的关键。

（吴允波）

案2 朱某，女，17岁。2019年12月29日来诊。

【**主诉**】上肢、躯干、下肢、头面播散性褐色斑1年余。

【**现病史**】患者上肢、躯干部、下肢均出现褐色斑、扁平性皮损，呈播散性分布，瘙痒，并表现为进行性加重，伴有口腔溃疡。曾于某皮肤病医院拟诊为扁平苔藓，经治疗后效果一般，未能有效控制。患者胃纳可，大便日一行，夜寐可。

【**查体**】患者上肢、躯干、下肢，头面播散性褐色斑，呈大小不等、形状不一的皮损，口腔存在黄豆大小的溃疡面。舌质红，苔黄腻，脉弦滑。

【**西医诊断**】扁平苔藓（灰黑型）。

【**中医诊断**】乌癞风。

【**证型**】湿热蕴肤证。

【**治法**】清热燥湿，调养气血。

【**处方**】

南沙参 30g	白术 10g	茯苓 15g	甘草 6g
法半夏 10g	陈皮 10g	竹茹 6g	枳实 6g
北沙参 20g	干姜 5g	黄连 5g	大枣 3 枚
麦冬 12g	生地 12g	当归 10g	枸杞子 12g
川楝子 10g	生黄芪 20g	金银花 15g	秦艽 12g
			14 剂

2020年1月14日复诊：患者躯体褐色斑皮损明显消退，瘙痒症状减轻，口腔溃疡已消；舌质红，苔黄腻，脉弦滑。守方14剂。

2020年1月28日三诊：患者躯体褐色斑皮损明显消退，面积逐渐缩小，瘙痒症状基本好转；舌质红，苔黄腻，脉弦滑。守方7剂。

2020年2月6日四诊：患者躯体褐色斑皮损基本痊愈，瘙痒症状已无；舌质红，苔黄腻，脉弦滑。患者随诊未复发，疗效满意。

【按语】扁平苔藓，是一种亚急性或者慢性炎症性疾病，多见于四肢、躯干部，甚至播散至全身，主要表现为紫红色或者红色、灰黑色，境界清楚的圆形或不规则形斑丘疹。本病进展缓慢，初起时仅仅表现为粟粒状大小的圆形的扁平丘疹，慢慢地出现播散，并出现数个皮损融合成片，合成大小形态不一的斑片状皮损，往往有自觉瘙痒症状，少数无自觉症状。本病的另一大特征，除了皮损之外，还有黏膜损害，一般出现于口腔、外阴或肛门部位，发生水肿、糜烂、溃疡等。除此之外，部分患者可指甲肥厚或皲裂、脱甲，可因毛囊性皮损而出现片状脱发。西医学研究显示，本病的发生可能与遗传因素、内分泌、精神因素、自身免疫或者药物过敏有关，其具体发病机制尚不清楚，其病程长，缠绵难愈，但一般预后良好，并且发病主要以青壮年为主。中医学将本病称为"紫癜风""乌癞风"，《圣济总录·紫癜风》之中便有记载："紫癜风之状，皮肤生紫点，搔之皮起而不痒痛也。此由风邪夹湿，客在腠理，荣卫壅滞，不得宣泄，蕴瘀皮肤，致令色紫，故名紫癜风"。从古至今，各代名医大家对本病均有不同见解，但主要归之于风邪、湿邪、热邪、瘀血等几个方面。

本例患者湿邪热邪素重，其脏腑湿热之邪外溢肌肤，犯及肌表，凝滞气血，阻滞皮肤经络而致本证，而脾胃热邪循经上犯于口，灼伤口窍故发为溃疡。治疗必以燥湿清热为根本大法。方以大剂量南沙参，与金银花、黄连、秦艽，取其清解热毒之意，茯苓、法半夏、陈皮、竹茹、枳实燥湿行气，生地、沙参、麦冬润燥养阴，当归、大枣、枸杞子、黄芪补益气血。纵观全方，扶正祛邪兼顾，组方严谨细致，故而临床获效。

（张全辉）

口腔溃疡

陈某某，男，63岁。2018年10月22日来诊。

【主诉】口腔舌体黏膜反复溃疡4年余。

【现病史】患者口腔舌体黏膜反复出现溃疡，疼痛剧烈，先起水疱然后形成溃疡，曾于口腔医院治疗，诊断为口腔溃疡，治疗效果差。肛门口也感觉不舒服。

【查体】口腔及舌体存在多个黄豆大小的溃疡点。舌质红，苔黄腻，脉细滑。

【西医诊断】口腔溃疡。

【中医诊断】口疮。

【证型】脾胃火盛、肾阴亏虚证。

【治法】清实热，祛虚火。

【处方】

（1）内服方

山香圆叶 10g	升麻 10g	川黄连 10g	石斛 20g
知母 10g	黄柏 10g	墨旱莲 15g	女贞子 15g
蒲公英 20g	川牛膝 10g	山豆根 6g	青果 15g
木蝴蝶 6g	五味子 10g	肉桂 3g	地骨皮 12g
			7 剂

（2）转移因子口服液　口服，一日 3 次。

二诊：2018 年 11 月 5 日。患者症状减轻，溃疡减少收缩，仍有些痛；舌质淡，苔腻，脉弦。原方减石斛、知母、黄柏、墨旱莲、女贞子、蒲公英、木蝴蝶，加白术 10g、陈皮 10g、黄芪 30g、党参 12g、甘草 6g、柴胡 10g、升麻 10g、当归 10g、瓜子金 15g，7 剂。

三诊：2018 年 11 月 16 日。患者口中溃疡除少数外基本愈合，舌质淡，苔腻，脉弦。再守方加玄参 15g、石榴皮 15g，予 7 剂，嘱患者继续服用，直至痊愈。

四诊：2018 年 11 月 23 日。患者口中溃疡已全数愈合，舌淡红，苔薄黄，脉平。

【按语】 口腔溃疡是常见的口腔疾病，其主要症状为口腔黏膜出现黄白色溃疡，边界色红肿胀清楚，疼痛剧烈，影响进食甚至说话。在中医学看来，口腔溃疡属于"口疮"范畴，且中医学较早即对口疮有记载，在对其病因病机的探讨方面，《圣济总录》记载道："口疮者，由心脾有热，气冲上焦，熏发口舌，故作疮也"。口疮的发病，总与脾之火毒密切相关，脾开窍于口，而脾经连舌本、散舌下，脾胃火毒之邪易循经上犯；而本例患者除有脾胃火毒之外，又存在肾阴不足。患者起病日久，久治不效，火毒之邪煎灼阴液，加之患者先天禀赋不足，肾阴亏虚，阳无所制，虚火内生，虚火内灼而生口疮。

本例患者多次治疗效果不理想，且反复发作，缠绵难愈，多为未注意到患者虚火之致病因素，仅以清热祛火之剂治其火毒之标，而未治其虚火之本，故而未能收获良好疗效。治疗上应虚实并举、标本兼治，以清实热、祛虚火为根本大法。方以山香圆叶、黄连、蒲公英、山豆根、青果等清热解毒之药，配伍升麻为引经药，向上以清热毒；再以川牛膝为引经药，引火下行，配知母、黄柏，往下清热泻火；再予石斛、地骨皮，滋阴以清虚热；最后以墨旱莲、女贞子、五味子补益肝肾之阴以治本，以此达到上下并举、标本兼治之效。喻老师提醒，此种复发性口疮成因复杂，与饮食、环境、情志、体质等多种因素相关，治疗上应审证求因，仔细分析，不可盲目用清热解毒之药。

（张全辉）

唇炎

案1　刘某，男，37岁。2017年8月5日来诊。

【主诉】上下嘴唇起皮、结痂、瘙痒3年余。

【现病史】患者3年前上下唇起皮结痂、流水瘙痒，经久不敛，曾于皮肤病院治疗不效。

【查体】上下嘴唇破溃流水渗出淡黄色，结痂。舌红，苔白腻，脉滑。

【西医诊断】唇炎。

【中医诊断】唇风。

【证型】湿热蕴结证。

【治法】清热泻火，祛湿止痒。

【处方】

（1）内服方

升麻10g	黄连6g	生石膏30g	知母10g
麦冬10g	川牛膝10g	苍术10g	厚朴10g
陈皮10g	甘草6g	蝉蜕6g	全蝎3g
南沙参30g	白术10g	茯苓12g	僵蚕10g
赶黄草20g			

7剂

（2）川柏止痒洗剂　1支，外用。

2017年8月12日复诊：患者各项症状均有改善，并表示口干。原方加石斛20g，7剂；川柏止痒洗剂1支，外用。

2017年8月22日三诊：患者口唇炎症控制，舌红，苔白腻，脉滑。

苍术10g	厚朴10g	陈皮10g	甘草6g
僵蚕10g	升麻10g	黄连6g	生石膏20g
知母10g	麦冬10g	川牛膝10g	白花蛇舌草30g
南沙参30g	蝉蜕6g	全蝎3g	

7剂

2017年8月29日四诊：患者复诊时表示口唇干燥开裂结痂近半月未复发，瘙痒及紧绷感基本消退。舌尖红，苔微黄，脉滑数。喻老师嘱患者注意清淡饮食，继续口服中药。

南沙参30g	白术10g	茯苓12g	甘草6g
升麻10g	川黄连6g	生石膏30g	知母10g

| 麦冬 10g | 川牛膝 10g | 白花蛇舌草 30g | 僵蚕 10g |
| 牛蒡子 10g | 蜈蚣 2 条 | 全蝎 3g | |

4 剂

【按语】在西医学中唇炎发病原因暂不明确，存在免疫失调、遗传、理化因素刺激、日光照射等多种学说，其以口唇局部渗出、结痂、瘙痒、脱屑并有肿痛或瘙痒为主要临床表现。中医学理论认为，脾开窍于口，其华在唇，足阳明经夹口环唇；《诸病源候论》关于唇炎曾记载："脾胃有热，气发于唇，则唇生疮"；《医宗金鉴》亦有记载："唇风多在下唇生，阳明胃经风火攻，初起发痒色红肿，久裂流水火燎疼"。

本例患者由于饮食劳倦，脾运失常，体内水液不行，酿生痰湿，阻滞经络，不仅易郁而化热，更易与脾胃热邪相搏结。喻老师强调，唇风之形成，必定离不开"湿邪、热邪、风邪"此三个病理因素。脾胃之湿热再和风邪相合，脾胃之热毒夹风邪循阳明经上攻，正所谓"口唇者，脾之官也"，《证治准绳·唇部所属》曰："风热传脾，唇口皲皱"，故可见口唇部破溃渗出结痂等症状；风热之邪久驻口唇，耗伤阴血，故而唇部肌肤不荣、唇部起皮。综上所述，治疗必以泻火祛湿为根本大法，辅以祛风、补阴之品。方用大剂量石膏、知母，配以黄连取釜底抽薪之意，直折脾胃之火；再用升麻配以川牛膝，一升一降，既使药势上行，直至口唇之患处，又引得火热之邪从下而出；而湿邪贯穿唇风始终，湿邪不除，唇风难敛，方以白术、苍术、厚朴、陈皮、茯苓、赶黄草相合，共奏健脾清热除湿之功；最后加蝉蜕、僵蚕、蜈蚣、全蝎等血肉有情之品以祛风止痒，止风邪妄动；并加麦冬、南沙参之属补阴液之耗伤。喻老师表示，唇炎成因复杂，调护时必须注意避免日光照射，并保持情绪平稳，更需注意忌食辛辣刺激之品，避免搔抓患处，否则不利于病情恢复。

（张全辉）

案 2　叶某某，女，60 岁。2020 年 7 月 19 日来诊。

【主诉】下口唇溃烂半年余。

【现病史】患者下唇自半年前出现起皮、干燥，脱皮后出现溃烂、疼痛，久不愈合，后于某县人民医院治疗（具体用药不详），口唇溃烂始终未愈。大便不干，1 日 3~4 次。

【查体】患者下口唇出现数个黄豆大小溃烂面，并有脱皮。舌质红，苔黄腻，脉细数。

【西医诊断】口唇溃疡。

【中医诊断】唇风。

【证型】脾胃湿热证。

【治法】清热燥湿，凉血解毒。

【处方】

苍术 10g	厚朴 10g	陈皮 10g	甘草 6g
法半夏 10g	茯苓 10g	竹茹 6g	枳实 5g
黄连 5g	干姜 6g	升麻 10g	石斛 15g
知母 10g	麦冬 10g	川牛膝 10g	南沙参 30g
蒲公英 30g	僵蚕 10g	白芷 10g	牛蒡子 10g
山豆根 6g	夏枯草 6g		

14 剂

2020年8月8日复诊：患者下唇溃烂明显好转，已结痂，基本愈合；舌质红，苔黄腻，脉细数。守方去苍术、厚朴、干姜，加白术 10g、生地 12g、通草 5g、淡竹叶 10g，再进 14 剂。

2020年8月23日三诊：患者下唇结痂基本愈合，舌质红，苔黄腻，脉细数。守二诊方 7 剂以巩固疗效。

2020年9月2日四诊：患者下唇已无明显皮损，舌质红，苔黄腻，脉细数。守二诊方 7 剂。

【按语】口唇溃疡，主要特征为口唇黏膜红肿，干燥皲裂，继之溃烂，久不收口，且本病往往好发于秋冬季节，与患者的不良习惯如反复舔舐嘴唇、用手撕扯皮屑等有关，使得唇部出现流血、感染、结痂。目前西医学对本病治疗主要以糖皮质激素为主，但往往会出现复发，并且会有色素沉着等不良反应，给患者的容貌造成较大影响，并给患者带来较大的精神压力。口唇溃疡，中医学有"唇风""紧唇""唇疮"等称谓。唇风之为病，主要责之于脾胃，如《诸病源候论·紧唇候》便云："脾胃有热，气发于唇，则唇生疮"。《医宗金鉴·外科心法要诀》亦表示："唇风多在下唇生，阳明胃经风火攻，初发起痒色红肿，久裂流水火燎痛"。所谓"脾胃者，仓廪之官也，其华在唇"，饮食不节，脾胃受伤，运化失常，水湿内停，而腑气不通，郁积化热，由此湿热交结，循经上犯于口唇，而成此病。

本例患者脾胃素有积热，饮食不节日久，脾胃运化功能失常，以致湿邪内生，脾胃积热上蒸于口，则口唇生疮、疼痛难忍；湿邪与热邪互结，则糜烂流水，缠绵难愈，反复发作；热邪煎灼津液，损耗阴津，故而口唇干燥脱皮。综上，治以清热燥湿、凉血解毒为法。以大剂量南沙参、蒲公英为君，又加黄连、牛蒡子、山豆根、夏枯草、白芷清解热毒，以清脾胃之积热；再加苍术、厚朴、陈皮、法半夏、竹茹、茯苓以燥湿行气；并使用升麻与牛膝相配，引药上行，引火下行，使全方静中有动；最后辅以知母、石斛、麦冬，润燥养阴，扶助损耗之阴津。全方共奏清热燥湿、凉血解毒之功。喻老师强调，本病治疗时，应注意卫生，避免舔舐口唇，忌辛辣刺激之食物。

（张全辉）

案3 李某某，男，70岁。2018年8月15日来诊。

【主诉】口唇及龟头出现糜烂、肿胀2周余。

【现病史】患者于2周前口唇、口腔出现糜烂、肿胀，脱皮，感疼痛、干裂，继而龟头部位出现类似皮损，大便2~3日一行，量少，口干口苦，纳差，腹部酸胀，夜寐一般，小便量多，大便3日未解。辅助检查：血常规：白细胞 13.5×10^9/L，中性粒细胞 7.46×10^9/L，嗜酸性粒细胞 11.9×10^9/L。尿常规：尿蛋白（±），白细胞（++），细菌数 1030.7 个/μL。

【查体】口唇、龟头出现糜烂、渗出、红肿，上覆白色皮屑，表面干燥，部分皲裂，口腔糜烂。舌红，苔黄腻，脉细数。

【西医诊断】糜烂性唇炎；糜烂性龟头炎。

【中医诊断】唇疮；玉茎疮。

【证型】肝经湿热证。

【治法】清泻肝胆湿热。

【处方】

（1）内服方

龙胆草 6g	栀子 6g	黄芩 10g	柴胡 10g
生地 15g	车前草 10g	泽泻 12g	木通 6g
炙甘草 6g	当归 10g	白豆蔻 6g	藿香 10g
茵陈 10g	滑石 30g	连翘 15g	射干 10g
薄荷 6g			
			7剂

（2）外阴部外洗方

南沙参 30g	藿香 30g	佩兰 30g	苦参 30g
龙胆草 30g	马齿苋 30g	虎杖 30g	黄精 30g
公丁香 15g	茵陈 15g	金银花 15g	
			7剂

（3）口腔藿香正气水漱口，外阴部复方黄柏液湿敷外洗。

2018年8月22日二诊：患者口唇、龟头肿胀较前消退，糜烂疮面干燥结痂，口腔溃疡较前缩小，未见新发溃疡面，小便可，大便1~2日1次，质软；舌质红，苔黄，脉滑。嘱继原内服方及外洗方各14剂。

2个月后复诊，诉口唇、龟头溃疡已愈合，未诉任何不适，饮食、睡眠、二便正常。

【按语】唇炎，属中医学"唇风""唇疮""唇燥裂""锁口疮"等范畴，包括西医学多种炎症性唇部黏膜疾病，以唇部红肿、糜烂、渗出、结痂、干燥、脱屑伴痒痛不适为主要临床表现。《诸病源候论》云"脾胃有热，气发于唇，则唇生疮"，《口齿类要》论唇炎主要为"或因浓味积热伤脾"。中医学认为唇炎主要为脾胃积热，上升而发于唇部导致本病。龟头炎，中医学理论认为，主要病因为不洁性交致湿热毒邪瘀滞下焦；或包皮过长，局部不洁，又感染秽浊淫毒之邪。淫邪毒热蕴积于阴茎肌腠之间是本病发生的基本病机，治宜清热解毒、化浊避秽、燥湿杀虫。

本例患者既有唇炎又有龟头炎，外阴部位为肝经循行部位，故其主要病机为肝经郁热、木郁克土，导致脾胃湿热、湿热上熏，故口唇部位也出现肿胀、糜烂，患者舌脉之象皆为湿热之征。治疗以龙胆泻肝汤加减清利肝胆湿热为法。方中龙胆草大苦大寒，既能清利肝胆实火，又能清利肝经湿热；黄芩、栀子苦寒泻火、燥湿清热；泽泻、木通、车前子、滑石、茵陈渗湿泄热、导热下行；实火所伤，损伤阴血，当归、生地养血滋阴，邪去而不伤阴血；白豆蔻、藿香芳香化湿；射干引药上行；连翘为疮家圣药，可解毒消痈；柴胡、薄荷疏畅肝经之气，引诸药归肝经；甘草调和诸药，共为佐使药。全方共奏清利湿热、芳香化湿之功。喻老师认为，皮肤黏膜出现糜烂、肿胀的病变，局部的护理至关重要，可用清热解毒利湿之品外洗或者湿敷以消肿止痛，口腔用藿香正气水漱口预防真菌感染并促进创面愈合。

（吴允波）

二、外科病

乳腺增生

邹某某，女，43岁。2018年4月11日来诊。

【主诉】两侧乳房胀痛20多天。

【现病史】患者乳房胀痛，去年较轻，月经时来时不来，月经干净后则不痛。曾于某附属医院行钼靶X线检查，提示双侧乳腺增生性改变。目前症状加重20多天，月经干净 2 天之后不痛，但月经不易干净。

【查体】双侧乳房触诊存在数个大小不等的不规则、质地柔韧的小结节。舌质淡红，苔腻，脉弦。

【西医诊断】乳腺增生。

【中医诊断】乳癖。

【证型】肝郁痰凝证。

【治法】疏肝清热，化痰解郁。

【处方】

法半夏 10g	瓜蒌皮 12g	黄连 6g	柴胡 10g
甘草 6g	枳壳 12g	白芍 12g	丹参 10g
香附 10g	橘核 20g	蒲公英 20g	枳实 12g
竹茹 6g	陈皮 10g	茯苓 15g	丝瓜络 6g
牛蒡子 15g			

15 剂

2018 年 4 月 25 日复诊：患者诉现在乳房不胀痛，月经也较前稍好一些，结节消退。舌质红，苔腻，脉弦。守方加牛蒡子 10g，再予 15 剂。

2018 年 5 月 10 日三诊：患者乳房胀痛情况消失，月经期也不胀痛，结节基本消退；舌质红，苔腻，脉弦。再予 14 剂。

2018 年 5 月 24 日四诊：患者乳房无胀痛不适感，触诊已无明显结节；舌红，苔黄腻，脉弦。

【按语】随着现代生活节奏的加快，人们生活压力进一步加大，乳腺增生的发病率也在逐年上升。乳腺增生的发生主要与女性体内雌孕激素水平的改变有关，以乳房的胀痛感为主要表现。临床观察发现，乳腺增生患者往往存在情志方面的问题，如急躁易怒、抑郁等。并且本病的发生与月经关系密切，一般经前期患者乳房胀痛感较为明显，随着月经的结束会有明显的减轻，甚至消失，直至下次月经到来再度出现乳房的胀痛不适感。本病可在行乳房触诊时触及不规则的柔韧结节，并且双侧乳房均可出现，边界清楚，推之可动，并有触痛感，给女性患者带来极大的不适。中医学将乳腺增生称为"乳癖"或者"乳核"，如《外科启玄·卷五·乳痈》之中便道："如妇人年五十以外，气血衰败，常时郁闷，乳中结核，天阴作痛，名曰乳核"。中医学认为，女子以肝为先天，肝经穿横膈，散胁下，肝有主疏泄之能，条畅人体之气机，若情志受伤，肝之疏泄不及，气机受阻，则气血运行不畅，最后致瘀血内阻、水湿成痰，而成结核。

本例患者情志失调，肝失疏泄，郁而成结，气血不畅，水湿难行；肝木再克脾土，脾不运化，湿邪郁而化热，积聚成痰。治疗上以疏肝清热、化痰解郁为法。以柴胡、香附、橘核疏肝解郁；加枳实、枳壳行气消积、化痰散痞；加法半夏、瓜蒌皮、陈皮、茯苓、黄连、竹茹、牛蒡子燥湿化痰，兼以清热；最后以丹参、丝瓜络活血通络。如此组方严谨全面，滴水不漏。喻老师表示，对于乳房增生患者来说，除药物治疗之外，保持心情舒畅、避免焦虑与精神紧张、缓解过重的心理压力、建立良好生活习惯以及引导自我调节亦是极为重要，并应定期进行乳腺检查。

（张全辉）

乳腺癌术后

周某某，女，55岁。2017年10月12日来诊。

【主诉】乳腺癌术后烦躁4年余。

【现病史】右侧乳腺癌术后4年余，其间经历4次化疗。现时而烦躁，力气精神较前差，饮食尚可，右上肢不适。

【查体】舌红，苔黄腻，脉弦滑。

【西医诊断】乳腺癌术后烦躁。

【中医诊断】乳岩。

【证型】湿热互结证。

【治法】清热除烦，燥湿宁心。

【处方】

法半夏 10g	瓜蒌皮 12g	黄连 6g	柴胡 10g
甘草 6g	枳壳 12g	白芍 12g	蒲公英 30g
牛蒡子 10g	灵芝 15g	党参 15g	麦冬 10g
五味子 6g	半枝莲 15g	黄芩 6g	竹茹 6g
			15 剂

2017年11月1日二诊：患者表示有时烦躁，目前不烦躁，精神尚可。舌红，苔黄腻，脉弦滑。原方去牛蒡子、黄连、枳壳、灵芝、党参、麦冬、半枝莲，加当归10g、白术10g、薄荷6g、陈皮10g、茯苓12g、仙茅12g、淫羊藿12g，14剂。

2017年11月20日三诊：患者诉服药以来，有时烦躁时身体发热，最近睡眠尚可，梦比较多。舌红，苔黄腻，脉弦滑。二诊方加黄芪30g、党参12g、麦冬10g，五味子加至10g，14剂。

2017年12月21日四诊：患者精神好，诉烦躁感减轻，胃纳可，夜寐安。舌红，苔黄，脉滑。守方加石斛30g，再予30剂巩固疗效。

【按语】乳腺癌，作为一种发病率逐年上升的疾病，45~50 岁的女性是高危人群。其是由乳腺细胞在致癌因素作用下，增殖失控产生的恶性肿瘤，而癌细胞连接松散，极易脱落，通过血液或淋巴播散，随着癌细胞扩散全身，在各处增殖，威胁患者生命。乳腺癌在中医学中又有"乳中结核""乳岩""妒乳"等称呼，由陈实功所著的《外科正宗》便记载"乳岩由于忧思郁结，所愿不遂，肝脾气逆，以致经络阻塞，结积成核"。乳岩的形成总与肝、脾关系密切，正所谓"女子乳头属肝，乳房属胃"。女子以肝为先天，其喜条达而恶抑郁，若情志不遂，肝气郁结，气机郁滞，则易生瘀；其次肝木又克脾土，脾主运化，运化失职，则水湿不化，痰湿内生，最终形成痰瘀互结，结于胸中，而成乳岩。

本例患者，其乳岩虽经外科手术切除，但其形成乳岩的致病因素并未消除，故而时常感到郁怒烦躁。本例患者除肝气瘀滞、脾失健运、痰湿内生、痰瘀互结之外，由于痰湿郁积日久，郁而化热，热邪积于胸中，故患者时常自觉烦躁。治疗以清热除烦、燥湿宁心为法。方用黄连、黄芩、牛蒡子、蒲公英、半枝莲等清热药，清上焦之郁热；法半夏燥湿化痰；柴胡、枳壳、瓜蒌皮清热行气宽中、疏肝理气；党参、白芍补益脾气，脾脏恢复健运则痰湿不生；瓜蒌皮、灵芝、五味子、竹茹清热除烦、宁心安神，以此痰热得除、郁燥得清。喻老师认为，由于生活节奏加快、生活压力大，以及环境污染、饮食等影响，乳腺癌发病率逐渐升高，而中医中药对乳腺癌术后调理优势独到，可有效改善术后焦虑、抑郁、烦躁等不良情绪，提高患者生活质量。

（张全辉）

早泄、阳痿

案 1　万某某，男，30 岁。2018 年 3 月 17 日来诊。

【主诉】性交时间短伴性欲低下 1 年余。

【现病史】性交时间短伴性欲低下，少晨勃，睡眠差。

【查体】面色萎黄，舌质红，苔白，脉弦细。

【西医诊断】性功能障碍。

【中医诊断】早泄。

【证型】心肾不交证。

【治法】补肾助阳，交通心肾。

【处方】

仙茅 12g	淫羊藿 12g	女贞子 30g	韭菜籽 12g
巴戟天 15g	肉苁蓉 15g	知母 10g	黄柏 10g

熟地 20g	蚕沙 20g	续断 20g	黄连 6g
肉桂 3g	五味子 10g		

7 剂

二诊：2018 年 3 月 24 日。患者表示夫妻生活有所改善，睡眠较前好转，每天早上有晨勃。舌质淡，苔白，脉弦细。原方加白术 10g、党参 10g、黄芪 20g、广木香 6g、甘草 6g、当归 10g、茯苓 15g、骨碎补 10g，7 剂。

三诊：2018 年 3 月 31 日。患者目前已可以正常进行夫妻生活，晨勃正常，硬度够，性生活有时可持续几十分钟。舌红，苔薄黄，脉细。继续在原方的基础上加枸杞子 20g，7 剂，以巩固疗效。

四诊：2018 年 4 月 9 日复诊。患者诉性欲正常，房事规律，睡眠质量较前明显提高。守方再进 7 剂。

【按语】早泄，作为男科常见疾病，临床一般对其的定义是："性交时插入阴道前或插入阴道后不足 1 分钟即发生射精，几乎或完全丧失对射精的控制力，造成夫妻性生活不和谐以及其他的生理及心理的不良影响"。中医学对早泄也有较早的认识，《沈氏尊生书》便对早泄有"未交即泄，或乍交即泄"的描述。中医学认为早泄的发生成因复杂，且与多脏腑密切相关，其中尤与肾关系最为密切。肾主封藏，肾主藏精，肾气虚弱，封藏失职，则不能固摄精液，出现精液溢泄。其次为心，《临证指南医案》记载"精之藏制在肾，而精之主宰在心"。心为五脏六腑之大主，心者为神明之府、君主之官，心主火，肾主水，若心火不能向下温肾水，而肾水亦不能往上滋心火，则成心肾不交，心失其君主之能，故情欲萌动便精无所制，而成早泄之证。

本例患者多由先天禀赋不足，又加后天房劳过度，竭耗肾精，致使肾府阴阳两虚。方用仙茅、淫羊藿、韭菜籽、巴戟天、肉苁蓉等温阳之品大补肾阳；加女贞子、熟地再补肾阴；五味子收敛固涩、补肾宁心；续断加蚕沙补肝肾之不足；知母配黄柏以达到滋阴降火、滋补肾阴之效；肉桂配黄连，交通水火、清上温下、降心助肾使得心肾水火既济。喻老师认为，早泄患者往往合并不同程度的心理障碍，有必要在药物治疗的同时给予一定的心理疏导，最好夫妻双方同时进行两性健康教育，坚定治愈早泄问题的信心，亦是治疗的关键。

（张全辉）

案 2　任某某，男，28 岁。2018 年 3 月 1 日来诊。

【主诉】性交硬度不足 1 年余。

【现病史】患者性交硬度差，性交时间短，腰膝酸软，上楼梯时双腿发软。

【查体】舌质淡，苔白，脉弦细。

【西医诊断】勃起功能障碍。

【中医诊断】阳痿。

【证型】肾阳虚证。

【治法】补肾助阳。

【处方】

（1）内服方

仙茅 10g	淫羊藿 10g	菟丝子 30g	巴戟天 12g
肉苁蓉 12g	熟地 30g	蚕沙 30g	知母 10g
黄柏 10g	续断 15g	枸杞子 12g	杜仲 10g
芡实 30g	金樱子 30g	韭菜籽 10g	

10 剂

（2）补肾养血丸　4盒，口服，每日3次，一次1丸。

2018年3月10日复诊：患者诉性交时硬度还好，时间也有延长。舌质淡，苔白，脉弦细。原方加生黄芪30g、当归6g，7剂；补肾养血丸3盒。

2018年3月17日三诊：患者诉性交时硬度、时长较好，双腿发软情况改善。舌质淡，苔白，脉弦细。守二诊方7剂，补肾养血丸3盒，以巩固疗效。

2018年3月28日四诊：患者诉性交时硬度可，时间较前延长，1周两三次，已无双腿发软症状。舌质淡，苔白，脉弦细。

【按语】勃起功能障碍，是一种男性常见病，其发病率极高，且当下由于人们生活节奏的加快、生活作息的紊乱，发病率进一步上升。西医学对勃起功能障碍的定义是阴茎不能勃起，或者勃起不坚，因而不足以插入阴道，不能完成性交；或者勃起硬度维持时间不足，而不能获得满意的性生活。中医学将勃起功能障碍称为阳痿。中医治疗阳痿建树颇丰，《素问·痿论》便记载道："思想无穷，所愿不得，意淫于外，入房太甚，宗筋弛纵，发为筋痿"。中医学认为阳痿的发生，主要责之于肝、脾、肾三脏，其中以肾虚贯穿始终。肾主蛰，受五脏六腑精气而藏之，正所谓"男子以肾为先天，肾主阴器"，肾的功能的盛衰，直接决定了性功能的正常与否，更决定了阴茎能否正常勃起。平常男子，或因先天不足，或因久病体虚，或因手淫恶习，或因房劳纵欲无度，一旦肾气亏虚，则阴茎难举或举而不坚，阳痿故成。中医学对阳痿的病因病机认识同样深刻，情志内伤、精神压力大、饮食不节、吸烟酗酒、嗜辛辣厚味，除此之外，阳痿的形成与热、湿、毒、痰、瘀等几大病邪密切相关，并且几大病邪常相合为病，湿热下注、痰瘀内阻、中焦失运，以致宗筋失养弛纵不举。

本例患者先天肾气不足，又加后天房劳手淫无度，肾精亏耗，故而正值青壮年之时，出现阴茎举而不硬、性交时间亦短；正所谓肾主腰膝，肾气不足，所以腰酸膝软。对于此患者，必以补肾助阳为根本大法。方以大队补肾助阳药仙茅、淫羊藿、菟丝子、巴戟天、肉苁蓉、韭菜籽合用，大补肾阳，补其不足；再予枸杞子、熟地滋补精血；又合蚕沙、杜仲、续断，补肝肾壮腰膝；另配知母、黄柏使肾阳得补而虚火不生；最后加金樱子、芡实收敛固涩，使精不妄泄。喻老强调，男子以肾为先天，治疗男科方面疾病，须以补肾为主线，辅以扶正祛邪等法，才能收良好疗效。

（张全辉）

弱精症

王某某，男，35 岁。2018 年 1 月 18 日就诊。

【**主诉**】结婚 4 年未育。

【**现病史**】患者 4 年前结婚，与其妻正常性生活，未采取任何避孕措施其妻未孕。患者有头发油腻及头部脱发 2 年病史，经治疗后脱发症状有所改善。平素少腹稍有作胀，睡觉多梦，大便 2 日 1 次。精液分析：精子浓度 6.4×10^6/mL，PR 2.3，总活力（PR+NP）3.1，正常形态 0.5% 下降（少精症）。

【**查体**】右侧睾丸较左侧睾丸小，质软，形态小；左侧睾丸正常。舌红，苔白腻，脉细弦。

【**西医诊断**】男性不育。

【**中医诊断**】男性不育症。

【**证型**】肾精亏虚证。

【**治法**】补益肾精。

【**处方**】

仙茅 12g	淫羊藿 12g	菟丝子 30g	知母 10g
黄柏 10g	枸杞子 15g	桑椹 30g	覆盆子 15g
女贞子 15g	金樱子 15g	紫河车 10g	陈皮 10g
石斛 20g	当归 10g	生黄芪 30g	牡丹皮 10g
蒲公英 15g			

15 剂

2018 年 2 月 2 日二诊：患者病情平稳。舌质红，舌苔薄，脉弦细。

紫河车 10g	枸杞子 15g	菟丝子 30g	桑椹 20g
覆盆子 15g	女贞子 15g	熟地 20g	生黄芪 30g

| 当归 6g | 山茱萸 12g | 知母 10g | 黄柏 10g |
| 虎杖 12g | 苍术 10g | 蒲公英 20g | |

15 剂

2018 年 2 月 28 三诊：精液分析改善，异常畸形精子多；舌质淡，苔白，脉弦细。守前方加金银花 15g、鱼腥草 20g，15 剂。

2018 年 3 月 30 三诊：精神力气都有改善，睡觉可以，有点口臭、口干；舌质红，舌苔微黄，脉玄细。守上方加石斛 30g，15 剂。

2018 年 4 月 25 日四诊：患者舌质淡，舌苔薄，脉弦细。

仙茅 12g	淫羊藿 12g	菟丝子 30g	知母 10g
黄柏 10g	熟地 20g	生黄芪 30g	当归 6g
桑椹 20g	女贞子 15g	墨旱莲 15g	川芎 10g
白芍 12g	枸杞子 15g	覆盆子 15g	红景天 6g
蚕沙 20g			

15 剂

2018 年 5 月 11 日五诊：患者精神可。舌红，苔薄，脉弦细。守上方加巴戟天 10g、肉苁蓉 10g，15 剂。

2018 年 6 月 1 日六诊：精液分析基本正常。舌质红，舌苔薄，脉弦细。

仙茅 12g	淫羊藿 12g	菟丝子 30g	知母 10g
黄柏 10g	熟地 20g	蚕沙 20g	生黄芪 30g
当归 6g	桑椹 20g	女贞子 15g	旱连草 15g
川芎 10g	白芍 12g	枸杞子 15g	覆盆子 15g

15 剂

2018 年 10 月 12 日：患者前来随诊，诉其妻已怀孕，特表感谢。

【按语】不孕不育症是指夫妻双方有正常性生活，未采取避孕措施且持续超过一年仍未有怀孕。其中男子的不育症多由某些疾病或其他原因引起的精液活力下降、少精或无精，或精液正常但不育。西医学认为其发病与睾丸畸形、饮食习惯、生活习惯或环境因素、内分泌因素、精神因素有关。早在《辨证录》中就有论述："凡男子不能生育有六病，六病何谓？一精寒、二气衰、三痰多、四相火盛，五精稀少、六气郁"，而在《石室秘录》中则曰："精寒者温之，气衰者补其气，痰多者消其痰，火盛者补其水，精少者添其精，气郁者舒其气"。前者指出了本病的病因，后者则提出了治疗本病的方法。对其病因病机，喻老师认为，肾虚是男性不育的根源，肾为天癸之源，肾气盛则天癸至，天癸至而能有子；反之肾气衰则天癸竭，天癸竭则导致无子。肾气不足可致精子发育不良，肾阳不足可使精子活力低下，肾阴不足可导致少精、精液量少、无精等症。血不养精是男性不育的重要病机，生殖之精由先天父母之精及后天水谷所化的津、液与血所合成。肾阴不足，精元匮乏，则见无精、少精；津血不足，则精液量少；津液枯竭，则精质稠厚，液化不良。男子以精为用，精壮则能子嗣。禀赋不足、肾气亏损、精血匮乏是引起精液异常的主要原因；血不养精是本病的重要病机；同时情志失调是影响不育重要因素之一。心理压力大，容易产生自卑、忧郁、烦躁等情绪；日久肝火躁动，引动相火，易致精液耗损、妄动流失而产生不育。

本例属肾精亏虚证，治当以补益肾精为先。方以仙茅、淫羊藿、石斛补肾阳；但补阳药多温燥，易助火伤阴，故以女贞子、桑椹、枸杞子补肾阴以增加阴液；又以紫河车、知母、当归滋阴、养血，生黄芪补气，覆盆子、菟丝子、金樱子益肾固精，则血足精充。补肾阴能增加阴液，肾阴充，生化有源，则精子数量增多；补肾阳能鼓动肾气，肾阳壮，则精子活动有力；补气药及固涩药又可益肾固精。以陈皮、黄柏祛除痰湿，牡丹皮、蒲公英清热凉血。全方合用使肾阴肾阳皆能补充，肾精得以填充。喻老师表示，男性不育症与心理因素有关，除药物治疗以外，心理疏导也是治疗的关键。同时养成良好的生活习惯，多锻炼，早睡早起不熬夜。

（吴允波）

肛瘘

汪某某，男，72岁。2019年1月9日来诊。

【主诉】左侧肛旁疼痛并流血水2个月余。

【现病史】左侧靠近肛门口2cm处有一个瘘口，红肿瘙痒，有血水渗出，已有2个月余，曾有化脓，自述在社区诊所打消炎针，拒绝行手术治疗。

【查体】膝胸位肛门口8点位，距肛门口2cm处有一瘘口。患者呈贫血面容，舌质淡，苔腻，脉细滑。

【西医诊断】肛瘘。

【中医诊断】肛漏。

【证型】正虚邪恋证。

【治法】托里透毒。

【处方】

生黄芪 10g	当归 10g	白芷 10g	柴胡 10g
金银花 15g	防风 10g	陈皮 10g	甘草 6g
赤芍 10g	天花粉 10g	制乳香 6g	制没药 6g

生槐花 10g　　　　厚朴 10g　　　　枳壳 10g

7 剂

二诊：2019 年 1 月 16 日。患者红肿消退，分泌物减少，瘙痒感明显好转；舌质淡，苔腻，脉细滑。原方加浙贝 5g，14 剂。

三诊：2019 年 1 月 23 日。患者瘘口现已愈合，没有分泌物，外面有些凹陷；舌质淡，苔腻，脉细滑。守方 7 剂，以加强疗效。

四诊：2019 年 2 月 7 日。患者瘘口现已愈合，无分泌物，外面凹陷基本痊愈；舌质淡，苔腻，脉细滑。嘱患者注意饮食，保持大便通畅。

【**按语**】肛瘘，是人群中发病率仅次于痔疮的肛肠科常见病，其以局部反复流脓、瘙痒、疼痛为主要表现，是肛门周围腺源性或非腺源性原因形成的肛管或直肠与肛门周围皮肤相通的异常通道。其形成之后，常反复流脓，无法自愈，给患者带来极大的痛苦。西医临床上治疗肛瘘，主要采取手术疗法。中医学将肛瘘又称为"肛漏""痔瘘""坐马痈"。中医学较早就对肛漏有记载，《疮疡经验全书》中便有"坐马痈……毒伤于内大肠之经，并聚成毒，而为瘘疮"，揭示了肛漏的病因是由于邪毒积聚，伤及大肠经络，破坏肌肉，而穿肠透肤。

本例患者年事已高，又有贫血貌，属年迈体虚，湿热之邪结聚于下焦，而生邪毒，体虚正气不足，无以祛邪外出，邪毒伤及肠络，而成肛漏之病。治疗上应扶正与祛邪并重，并以托里透毒为大法。方以黄芪、当归养血补气；白芷透毒排脓、祛邪外出；配合金银花、赤芍、天花粉、生槐花清热解毒；枳壳、厚朴、陈皮燥湿行气，使体内湿邪得除，又使补而不滞；最后再加制乳香、制没药活血生肌，使得瘘管血肉得长，故能愈合。目前临床上肛瘘的治疗，主要以西医手术治疗为主，但中医内治法对其治疗亦有良好疗效，可以作为手术疗法的补充手段。

（张全辉）

臁疮

熊某某，男，62 岁。2019 年 2 月 12 日初诊。

【**主诉**】右侧内外足踝溃疡、结痂 10 年余。

【**现病史**】右侧内外足踝溃疡、结痂，红肿、疼痛、瘙痒，小腿肌肉已出现萎缩，曾于当地医院治疗不效。

【**查体**】右侧内外足踝溃疡、结痂，小腿肌肉萎缩，呈蜡黄色，并色素沉着。舌质红，苔黄腻，脉细弦。

【**西医诊断**】下肢慢性溃疡。

【**中医诊断**】臁疮。

【证型】正虚湿热瘀阻型。

【治法】祛邪扶正，清热燥湿。

【处方】

（1）内服方

生黄芪 30g	金银花 15g	山香圆叶 10g	生地 15g
川牛膝 10g	车前子 10g	当归 10g	川芎 6g
茯苓 12g	黄柏 10g	苍术 10g	肿节风 15g
南沙参 30g	白术 10g	法半夏 10g	陈皮 10g
竹茹 10g	枳实 6g		

7剂

（2）复方黄柏液　外涂。

二诊：2019年2月23日。患者足踝部结痂红肿较消退，疼痛减轻；舌质红，苔黄腻，脉细弦。嘱继续予原方服用15剂，及使用复方黄柏液外涂。

三诊：2019年3月9日。患者溃疡面已基本收敛愈合，不痛不痒；舌质红，苔黄腻，脉细弦。原方减白术、南沙参、法半夏、陈皮、枳实、竹茹，加甘草6g、紫花地丁15g、板蓝根10g、茜草10g、紫草20g、台乌6g、制乳香6g、制没药6g，再予20剂，继续予复方黄柏液外用。

四诊：2019年4月2日。患者溃疡面已完全愈合，无疼痛红肿，无瘙痒；舌质淡红，苔黄，脉细弦。患者情况良好。守方加丝瓜络6g、生槐花20g，予15剂。

【按语】臁疮，西医学亦称下肢慢性溃疡，好发于小腿臁骨部位，其病程长，又缠绵难愈，即使愈后也极易复发，是一种复杂难愈的外科疾患，其往往给患者生活带来极大痛苦与不便。臁疮中医学又有"裙风""裤口毒""裤口疮"等病名。至于其病因病机，《中医外科秘传》曾记载"臁疮为患……内因是患者气血虚损……邪毒乘虚而入，经络受阻，局部气血运行不畅，气滞血凝而成"，表明臁疮之为病，往往反映出正虚不足与外邪入侵两方面。人体若先天禀赋不足，或久病致虚，耗伤气血，机体推动精微物质无力，表现出气血瘀滞之象，若此时再受湿邪、热邪等毒邪入侵，则发为此病。一则正气虚弱，无法抵御外邪、防止其进一步深入；二则气血不足，无力祛邪外出；三则气血瘀阻易与外邪相合。

本例患者既属正虚不足又并湿热瘀阻，湿性趋下，与热邪相合，积聚下肢；又加机体正气不足，下肢气血瘀滞。在此邪实正虚之下，久则郁而化热，热盛肉腐发为溃疡；机体不能生新，故而溃疡常年缠绵不愈，痛痒并作。治疗上必以祛邪扶正并用，患者起病多年，久病正虚，已出现肌肉萎缩，中医学认为，脾主四肢肌肉，补益脾气更是补益气血之源，助于生新，又可祛邪外出。方用金银花、生地、山香圆叶、黄柏、肿节风先清毒热；又以车前子、茯苓、苍术、法半夏、川芎、竹茹、陈皮祛湿燥湿，以除顽固之湿邪；配川牛膝为引经药，使药力直达患处；最后加黄芪、当归、沙参、白术、枳实之属，达到补益脾气、扶助正气之效。全方祛邪与补虚并用，使得湿热毒邪得清、机体正虚得补，故而取得良好疗效。喻老师强调，臁疮之为病，缠绵而难愈，其辨证必先明确病因病机，辨清虚实，投以方药才能得效。

（张全辉）

腘窝囊肿

苏某某，女，54 岁。2020 年 8 月 15 日来诊。

【**主诉**】左膝腘窝肿痛 3 年。

【**现病史**】患者左膝腘窝肿痛 3 年，初起时稍有疼痛，现疼痛感明显，上楼时尚可忍，下楼时疼痛加剧，需暂停休息，待疼痛缓解后再行走。患者 2020 年于某附属医院行核磁共振检查，结果提示：①左膝关节骨性关节炎；②左膝外侧半月板变性；③左膝关节少量积液。

【**查体**】左膝关节腘窝部有一大小为 3cm×3cm 的包块，质地中等偏硬，皮色正常。舌红，苔腻，脉细。

【**西医诊断**】腘窝囊肿。

【**中医诊断**】筋瘤。

【**证型**】气机阻滞、瘀癥内结证。

【**治法**】行气通滞，破瘀消癥。

【**处方**】

灯盏花 10g	乌梢蛇 12g	茜草 12g	虎杖 10g
伸筋草 15g	络石藤 15g	茯苓 10g	金银花 12g
紫花地丁 15g	川牛膝 10g	车前子 10g	黄柏 10g
苍术 10g	制乳香 6g	制没药 6g	台乌 10g
			7 剂

2020 年 8 月 22 日复诊：患者诉自觉上症减轻。舌红，苔腻，脉细。嘱患者继续服药。

灯盏花 10g	茯苓 10g	金银花 12g	紫花地丁 15g
川牛膝 10g	车前子 10g	忍冬藤 20g	乌梢蛇 12g
茜草 12g	虎杖 10g	络石藤 15g	独活 10g

秦艽 12g	桑寄生 10g	防风 10g	熟地 20g
蚕沙 20g	黄柏 10g	苍术 10g	制乳香 6g
制没药 6g	莱菔子 15g		

7 剂

2020 年 8 月 29 日三诊：患者诉左侧腘窝肿胀消退，不痛，行走自如。患者对疗效甚为满意，表示精神亦好于从前。舌红，苔腻，脉细。守上方再予 7 剂。

2020 年 9 月 5 日四诊：患者诉左侧腘窝肿胀基本痊愈，疼痛消除，步态平稳，精神状态佳，二便调，诸症平。舌红，苔薄白，脉细。

【按语】腘窝囊肿，好发于中老年人，有贝克囊肿的称呼，目前西医学对其成因及发病机制尚不清楚，据目前临床观察，其与骨性关节炎、半月板病变等膝关节基础病密切相关。其发于腘窝膝后区的菱形凹陷中，表现为腘窝部光滑具有饱满感的圆形包块，触之可动，其内为胶质状液体，患者多有膝关节屈伸障碍、局部肿胀疼痛感及下肢软弱无力感。目前腘窝囊肿多采用手术治疗，但腘窝部解剖结构复杂，由于肌肉走行，血管、神经分布都对手术的操作增加了难度，而该部位术后感染几率大、术后恢复欠佳更是提高了临床工作者行手术治疗的难度上限，而喻老师作为拥有几十年临床工作经验的中医大家，对于腘窝囊肿的治疗，更是有自己独到的见解与独特的选方用药方式。

中医学将腘窝囊肿归为"筋瘤"范畴，《素问·脉要精微论》之中便有"膝者，筋之府"的论述。所谓寒主收引，凝滞气血，与湿邪相合，积聚于下，结于筋肉骨节之处，局部气血不通，津液失运，积滞成邪，聚而难散，故曰"筋瘤"。本例患者由于寒湿之邪积聚于下，凝滞气血，使其不通，以致瘀癥内结，而患者自身又兼有热象，此为寒热错杂之体。治必以行气通滞、破瘀消癥为则，辅以清湿热。方选制乳香、制没药之大行之剂，破瘀行滞；伸筋草、乌梢蛇、络石藤配台乌以活血通络而祛寒湿之邪；以上之剂辅以川牛膝引药下行直达患处；车前子、茯苓、苍术以利湿燥湿；配虎杖、灯盏花、茜草、金银花、黄柏、紫花地丁以清体内湿热之邪。组方选药完整而有序，虽有寒热错杂之体，然寒热兼清、行气破瘀通络并举，故而得确切疗效。腘窝囊肿作为困扰中老年人日常生活的病患，采取中医治疗，亦可为临床工作者治疗的新思路。

（张全辉）

粘连性肠梗阻

王某某，男，56 岁。2016 年 9 月 13 日就诊。

【主诉】腹大如鼓、停止排便 10 天。

【**现病史**】患者大便 10 日未解，亦不矢气，伴阵发性腹痛 8 日，近 3 日为轻微腹痛，腹胀大如鼓，按之疼痛，时作呕吐，口渴欲饮，呼吸不利，纳差，夜卧不安，小便短少。舌苔黄而燥裂，舌质红干，脉弦细数。遂至我院门诊就诊，予 X 线腹透示：整个结肠肠管充气扩张，回盲部及降结肠下端有一水液面。诊断为"粘连性肠梗阻"收住入院。

【**查体**】患者精神一般，停止排便 10 天，亦不矢气，腹大如鼓，感轻微腹痛，按之疼痛。舌苔黄而燥裂，舌质红干，脉弦细数。

【**西医诊断**】粘连性肠梗阻。

【**中医诊断**】腹痛。

【**证型**】气机壅滞、瘀结不通证。

【**治法**】破气散结、破血行瘀，佐降肺气。

【**处方**】

青皮 10g	枳实 10g	槟榔 10g	厚朴 10g
大腹皮 10g	大黄 12g	赤芍 10g	桃仁 10g
杏仁 12g	甘草 5g		

1 剂，水煎 2 次服。

9 月 13 日：患者于下午 17 时服下中药，1 小时后腹痛剧烈，并呕出食物和污臭水。根据药后变化，考虑为药到病所，但通结下降效力不够，应鼓舞胃气下降以助药力，急用注射用水双侧足三里各穴位注射 2mL，顿时痛止转舒。

9 月 14 日 9 时 30 分：患者自诉昨晚 20 时至清晨共解大便 3 次，总量约 3500g，便色便质如污浊之水。现患者腹胀已消，但仍有胀感，腹部有压痛；舌质红但湿润，舌苔黄，脉细弦。

分析：虽闭塞已通，但肠腑素有气滞，正气虚弱，现肠腑正气未复，气机不利仍存在，故自觉胀感；压痛是血瘀未完全改善。证属肠腑通后正虚，气滞血瘀未除。治则：扶正补虚，行气通滞，活血化瘀。

党参 15g	谷芽 15g	枳壳 6g	槟榔 6g
厚朴 6g	丹参 12g	大黄 9g	赤芍 9g
杏仁 9g	甘草 5g		

1 剂，水煎 2 次服。

9 月 15 日 9 时：第 2 剂药后又解大便 2 次，自觉腹胀减轻，腹部无压痛，食欲好转但不能多吃。舌质淡红，舌苔薄而微黄，脉细。治宜健脾行气化瘀。

党参 15g	谷芽 12g	麦芽 12g	山楂 15g
鸡内金 10g	神曲 15g	九香虫 15g	广木香 5g

枳壳 6g 　　　　　　丹参 12g 　　　　　　杏仁 10g

3 剂，水煎 2 次服。

9 月 18 日 9 时：患者每日大便 1 次，干硬适中，无腹胀、腹痛，纳食正常，精神好，活动自如。舌质淡红，舌苔薄白，脉细。治宜健脾益气佐以行气活血而善后。用香砂六君子丸加减。

太子参 15g 　　　白术 6g 　　　　茯苓 12g 　　　　甘草 5g

谷芽 15g 　　　　麦芽 15g 　　　鸡内金 10g 　　　杏仁 6g

广木香 5g 　　　　砂仁 6g 　　　　丹参 10g 　　　　白花蛇舌草 15g

　　　　　　　　　　　　　　　　　　　　　　　　　　　　5 剂

【按语】粘连性肠梗阻是由多种原因引起的腹腔内肠道粘连，导致肠内不通畅，肠内容物不能顺利通过，其典型症状为胀、吐、痛、闭。西医学认为其病因多与腹腔内炎症、腹部手术等相关。中医学将粘连性肠梗阻称为"腹痛"，其相关记载在《素问·举痛论》中就有论述："寒气客于小肠膜原之间，络血之中，血泣不得注于大经，血气稽留不得行，故宿昔而成积矣"。讲述的就是肠道粘连引起的肠梗阻、腹气不通等发病特点。对其病因病机、治疗方法，喻老师根据本病特点分析如下：

（1）与肝主疏泄、大肠主传导、小肠主分清别浊功能失调有关　肝主疏泄则气机调畅，可协助调节脾胃的升降功能。肠腑气机壅滞不通，则胃气下降不利；脾胃壅滞可致肝气不舒、肝气郁滞，形成恶性循环。本例首诊主要用疏肝破气法，疏肝可调达肝气，破气则可散结，降则肠腑可通畅，开则能运化水谷精微，不致水谷精微停于肠中。

（2）肺肃降与大肠主传导的关系　肺主宣发与肃降的功能对于调节气机升降出入起重要作用。其肃降功能可通过肺与大肠相表里的关系，使大肠传导通畅。杏仁是一种以降肺气为主的药，又因本品质润多油故可直接润肠通便，《珍珠囊》论述杏仁说："除肺热，治上焦风燥，利胸膈气逆，润大肠气秘"。

（3）肠腑本身气血运行与肠管传导功能的关系　肠腑本身气血运行通畅，是保证肠管功能活动的前提，而肠管的正常功能活动，又可促进其本身的气血运行，因此，改善肠腑气血运行是治疗气滞瘀结的粘连性肠梗阻的关键。本例首诊气滞血瘀较严重，采用破气、破血、逐瘀的方法，破除瘀血恶阻才能恢复肠道功能。大便通畅后，则将性质峻猛的破气、破血、逐瘀药改为性质较和缓的活血化瘀的药物。都用杏仁，取其降肺气、通大便和润大肠的功效。

（4）小肠分清别浊与伤阴的关系　大肠滞结，脾胃升降失和，小肠清浊不分，大量的水谷精微及浊气积于肠道，水谷精微不能被身体所利用，造成伤津，产生口干、尿少、舌质红、舌苔黄糙裂等热象。只有通下了痞结，恢复脾胃升降和小肠分清别浊功能，才能改善伤阴，而应用滋阴法、输液等均无济于事。

（5）药后疼痛加剧如何看待和处理 本例患者首诊用药后引起剧烈疼痛，是因为疏肝破气的药物和破血行瘀的药物，药到病所攻逐癥结，但因为癥结太盛，一时难于攻破，梗阻上端肠腑气机在肝气的强烈疏泄下引起了激烈的活动，由于活动气机受到梗阻端的阻碍，不能通畅下行，不通则痛。这为通之先兆，所谓痛则不通，只因药力不够，应用足三里穴位注射鼓舞胃气，并顺承胃气下降。现代研究表明，针刺足三里有加强胃肠平滑肌收缩的作用，胃肠平滑肌紧张时，针刺本穴能使之弛缓。可以这样理解，患者服药后腹痛加剧，为胃肠平滑肌收缩所致；穴位注射足三里后，腹痛缓解而排大便，则为胃肠平滑肌松弛，而肛门括约肌舒张，梗阻端进而通畅。正是这一缩一舒，促进了肠腑的传导功能发挥而通便。

（吴允波）

类风湿关节炎

何某某，女，38岁。2019年7月25日就诊。

【主诉】双手指、肩、双膝及踝关节肿胀变形2个月。

【现病史】患者缘于2个月前出现双手指关节、肩关节、双膝关节、踝关节肿胀变形，晨起手指僵硬、疼痛，一身沉重，抬脚不起，行走不利；月经量少，周期正常，汗多，怕冷，纳可，眠可，尿少，大便日行1次。

【查体】双手远端指关节肿胀变形，双膝关节及踝关节肿胀变形。舌质红，苔薄黄，脉细弦。

【西医诊断】类风湿关节炎。

【中医诊断】痹病。

【证型】湿热蕴结证。

【治法】清热祛湿，活血通痹。

【处方】

乌梢蛇 15g	延胡索 10g	台乌 10g	苍术 10g
茜草 12g	虎杖 12g	香附 10g	桂枝 10g
川芎 10g	白芍 10g	甘草 6g	羌活 10g
独活 10g	秦艽 12g	防风 10g	熟地 20g
细辛 3g	当归 10g	黄柏 10g	生黄芪 20g
白术 10g	蚕沙 20g		

10剂

建议患者至当地市人民医院完善肝肾功能、风湿四项、血沉、抗核抗体筛查、抗核抗体谱、X 线片、心电图等检查。

2019 年 7 月 26 日检查回报，血沉 137 mm/h（正常值 0~20mm/h），抗环瓜氨酸肽抗体（CCP）325（正常值:1~25）；肝功能、电解质系列未见明显异常。心电图：窦性心律，大致正常。

2019 年 8 月 8 日二诊：大小关节肿胀疼痛减轻，活动较前好转，出汗减少，全身沉重感减轻，咽喉稍有不适；舌质红，舌尖红，脉细数。守上方加柴胡 6g、青果 10g，14 剂。

2019 年 8 月 22 日三诊：全身多个关节肿胀都消退，手指能伸直，活动还可以，全身轻快些，咽喉较前好转；舌尖边红，苔薄，脉细。守上方加沙参 20g、麦冬 10g、五味子 10g，14 剂。

2019 年 9 月 5 日四诊：病情较前好转，全身疼痛缓解，但仍有胀感，手部肿胀明显消退，膝盖疼痛，胃部稍疼痛，咽部稍有疼痛；舌红，苔薄，脉细弦。当地市人民医院复查血沉 102 mm/h。内服方调整为：

乌梢蛇 15g	茜草 12g	虎杖 12g	香附 10g
桂枝 10g	羌活 10g	白芍 12g	甘草 6g
独活 10g	细辛 3g	防风 10g	秦艽 12g
川芎 10g	当归 10g	熟地 30g	蚕沙 30g
川牛膝 10g	玉竹 10g	石斛 20g	知母 10g
黄柏 10g	生黄芪 20g		

14 剂

2019 年 9 月 19 日五诊：患者关节疼痛减轻，稍有胀感，踝关节还有肿胀，活动不利，跛行，口舌干燥；舌质红，苔薄，脉细弦。血常规：红细胞 3.68×10^{12}/L，白细胞 4.08×10^9/L。血沉 100 mm/h。

川乌 5g	草乌 5g	乌药 10g	黄芪 30g
桂枝 10g	当归 10g	川芎 10g	伸筋草 15g
络石藤 15g	熟地 30g	蚕沙 30g	细辛 3g
羌活 10g	独活 12g	乌梢蛇 15g	茜草 10g
虎杖 12g	仙茅 15g	淫羊藿 12g	菟丝子 30g

14 剂

2019 年 10 月 3 日六诊：关节无明显疼痛，活动度可，晨起仍晨僵，纳寐尚可，二便平；舌尖红，脉细。9 月 30 日检查血沉 63 mm/h。继守上方更改川乌 6g、草乌 6g，14 剂。

2019 年 10 月 17 日七诊：晨僵好转，手能抓拢，步行尚可，纳寐可，纳可，口干，月经量少；舌质红，苔薄，脉细弦。复查血沉：73 mm/h。

乌梢蛇 15g	茜草 15g	虎杖 15g	秦艽 20g
首乌藤 20g	羌活 12g	独活 12g	制川乌 6g
草乌 6g	乌药 10g	玉竹 15g	伸筋草 15g
络石藤 15g	石斛 20g	生黄芪 30g	熟地 30g
蚕沙 30g	细辛 3g		

14 剂

2019 年 11 月 7 日八诊：指关节、脚踝关节肿胀消退，左侧膝关节、左足部稍有疼痛，咽喉不适；舌质红，苔薄黄，脉细弦。10 月 28 日复查血沉：37mm/h。继守上方加青果 12g、枸杞子 15g、木蝴蝶 10g，14 剂。

【按语】 类风湿关节炎是一种病因尚未明了的慢性全身性炎症性疾病，目前公认类风湿关节炎是一种自身免疫性疾病。可能与内分泌、代谢、营养、地理、职业、心理和社会环境的差异、细菌和病毒感染以及遗传因素等方面有关系，以慢性、对称性、多滑膜关节炎和关节外病变为主要临床表现。该病好发于手、腕、足等小关节，反复发作，呈对称分布。早期有关节红肿热痛和功能障碍，晚期关节可出现不同程度的僵硬畸形，并伴有骨和骨骼肌的萎缩，如不进行正规治疗，极易致残。中医学将类风湿关节炎称为"痹病"，其发病是因机体正气不足、卫外不固，风、寒、湿、热等邪气乘虚而入，致使气血凝滞、经络痹阻。以肌肉、筋骨、关节发生疼痛、麻木、重着、屈伸不利，甚至关节肿大灼热为主要临床表现。

该患者属湿热蕴结证，治疗应以清热祛湿、活血通痹为法。茜草、虎杖、秦艽清热化湿；羌活、独活、川乌、草乌、乌药、细辛通络止痛；乌梢蛇、首乌藤、络石藤、伸筋草、蚕沙舒筋活络；为防止川乌、草乌、细辛燥热之性伤及气阴，加黄芪补气，熟地、石斛滋阴。全方合用，燥而不伤阴，共奏清热祛湿、舒筋活络之效。喻老师认为，锻炼身体，增强机体御邪能力；改善阴冷潮湿等不良的工作、生活环境，避免外邪入侵，有助于预防痹病的发生。病后调摄护理方面，更需做好防寒保暖等预防工作；应保护病变肢体，提防跌仆等以免受伤；适当对病变肢体进行功能锻炼，有助痹病康复。

（吴允波）

成人硬肿病

黄某，女，69 岁。2018 年 4 月 24 日就诊。

【主诉】 双下肢大腿肿胀、变硬 3 年，再发加重 2 个月。

【现病史】 患者于 3 年前双足出现肿胀、变硬，逐渐下蹲困难，走路尚可。双手、肘关节肿胀，肘关节活动不利，病情反复，1年发作2次。下肢彩超：双下肢动脉内膜增厚，并散在斑块形成，双下肢胫后静脉增宽；提示血液瘀滞。

【查体】双手、肘关节、双足部肿胀，皮肤变硬，肘关节活动不利，双膝关节下蹲困难。舌质红，苔黄，脉涩。

【西医诊断】成人硬肿病。

【中医诊断】皮痹。

【证型】湿热痹阻证。

【治法】清热祛湿，行痹止痛。

【处方】

紫草 20g	白茅根 12g	茵陈 10g	丝瓜络 6g
萆薢 15g	石菖蒲 10g	甘草 6g	台乌 10g
紫苏梗 10g	桔梗 6g	干姜 10g	茯苓 12g
陈皮 12g	炒白术 10g	桂枝 10g	猪苓 12g
羌活 10g	独活 10g		

10 剂

2018年5月7日二诊：患者诉症状有所改善，疼痛减轻，但仍有皮肤发硬、紧绷，余症尚可。

紫草 20g	全蝎 3g	蜈蚣 2条	白茅根 12g
茵陈 10g	丝瓜络 6g	萆薢 15g	石菖蒲 10g
甘草 6g	生地 10g	紫苏梗 10g	桔梗 6g
干姜 10g	茯苓 12g	炒白术 10g	桂枝 10g
黄芩 6g	细辛 3g	羌活 10g	独活 10g

14 剂

2018年5月23日三诊：患者症状明显改善，皮肤较前变软，色素沉着较前变淡，感轻微疼痛，肿胀不明显。守方去萆薢、茵陈，加白术 10g、党参 15g、黄芪 15g，15 剂。

2个月后随诊，患者诉双下肢硬肿明显减轻，皮肤较前明显改善，未诉不适。

【按语】成人硬肿病，又称 Buschke 硬肿病，是因酸性黏多糖在真皮大量聚积和胶原纤维束增粗引起皮肤肿胀和硬化的一种结缔组织疾病。初期多发于面颈、背部，常对称性分布，可见弥漫性的皮下组织僵硬和硬化，部分可延及大腿，很少累及到小腿，大部分患者经过数年可自行缓解，部分迁延不愈。西医学认为本病病因较复杂，多与体质因素、遗传因素、感染病毒、环境因素等相关。中医学将其称为"皮痹"，可因寒凝血涩、阳气虚衰而发。多因感受寒邪入侵，耗伤阳气，寒凝瘀滞致气血运行不畅，气血瘀滞肌肤，不通则痛、则肿、则硬；寒邪侵袭人体，客于分肉之间，病变部位固定，故表现为局部皮肤冰冷、疼痛、麻木、肿胀等，舌质淡，苔白，脉涩；因发病日久，寒邪易伤人体阳气，阳气耗损，不能温煦肌肤，见肌肤板硬而肿、皮肤暗红，感全身冰冷、畏寒、得温则减，面色白、舌淡胖、大便溏等。又可因素体营血不足、卫外不固、腠理不密，风寒湿邪乘虚外袭，凝结于肌腠、阻滞于经络，致使营卫失和。由于阴寒凝结肌腠为本病的主要病理变化，因而温散通络是本病的基本治则。

　　本患者为湿热痹阻证，治以清热祛湿、行痹止痛。方中紫草、白茅根凉血活血，使瘀血除、新血生以养肌肤；茵陈、丝瓜络、萆薢、石菖蒲化痰散结、活血通经；甘草、紫苏梗、桔梗、茯苓、陈皮、猪苓、炒白术清热除湿，兼以祛风；台乌、桂枝、羌活、独活祛风通络、温补阳气；干姜温经散寒。若皮肤明显变硬，宜加乌梢蛇、全蝎、土鳖虫、蜈蚣等虫类祛风通络。喻老师认为，本病后期较复杂，故疾病早期要及时治疗，同时在日常生活中不要吹风、受寒，做好防寒保暖工作，以及加强锻炼、提高体质免疫，饮食上要清淡、补充足够能量等。

（吴允波）

深静脉血栓形成

　　张某某，女，70岁。2018年6月26日就诊。

　　【主诉】左下肢水肿半月余。

　　【现病史】患者半月前无明显诱因出现左下肢水肿，初起未引起重视，近些天以来，症状逐渐加重，左下肢高度肿胀，并伴有疼痛，偶感皮肤瘙痒，活动受限，尤以上下楼梯时感觉明显，卧床休息时，稍有缓解。双下肢动静脉彩超：左下肢股静脉、腘静脉内血栓形成、不完全性闭塞；左下肢腹股沟多个淋巴结肿大；双下肢动脉局部内中膜增厚，多发小斑块形成；右股、大隐静脉瓣功能不全。心电图：窦性心动过速，不正常T波。尿常规：亚硝酸盐阳性，细菌计数8993个/uL。血常规：单核细胞0.114。

　　【查体】左下肢高度肿胀，浅静脉扩张，皮色暗红，皮温高，呈凹陷性水肿，但无挤压痛。舌红，苔黄腻，脉滑数。

　　【西医诊断】下肢深静脉血栓。

　　【中医诊断】股肿。

　　【证型】湿热壅盛证。

　　【治法】清热利湿，活血通络。

【处方】

茯苓 15g	金银花 15g	紫花地丁 12g	川牛膝 10g
车前子 10g	板蓝根 12g	茜草 10g	紫草 20g
天花粉 15g	白茅根 20g	丝瓜络 6g	萆薢 12g
枳实 12g	槟榔 10g	赤芍 10g	台乌 6g
			5 剂

2018 年 7 月 5 日二诊：左下肢肿痛较前减轻，皮色变暗；舌质淡红，苔薄黄，脉弦。嘱继守原方 15 剂。

3 个月后随诊，患者诉左下肢肿胀明显消退，未诉明显不适。

【按语】下肢深静脉血栓是指血液在深静脉腔内异常凝结引起的静脉回流障碍性疾病，是常见的周围血管病。其主要临床表现为肢肿、疼痛，行走时加剧。西医学对于本病以抗凝、抗血栓治疗为主，但效果不理想。中医学理论认为本病多由气机不畅，瘀血阻于脉中，或瘀血与湿热互结，阻于脉络所致；主要病机为脉络血瘀湿阻。故以清热利湿、活血通络为治疗原则。

本例患者其病理特点以"湿""热""瘀"为主，且"热"重于"湿"，故在活血化瘀的基础上，重用清热利湿、清热解毒药。方中天花粉、金银花、紫花地丁、板蓝根清热解毒，赤芍、紫草、白茅根、茜草清热凉血化瘀，茯苓、车前子、槟榔、丝瓜络、萆薢利水消肿，枳实、乌药行气散瘀，加用牛膝活血止痛、引药下行。全方合用，使湿热之邪消退，血行通畅，瘀血消散，效果显著。喻老师认为，下肢深静脉血栓是血液循环不畅所致，日常生活应减少活动，多卧床休息，抬高患侧。

（吴允波）

双侧瘤化性颌下腺炎

李某，男，64 岁。2018 年 6 月 28 日就诊。

【主诉】双侧颌下肿物 3 年余。

【现病史】患者 3 年前双侧颌下出现绿豆大小正常皮色肿物，初起未引起重视。近来自觉肿物增大，感疼痛不适。遂至某西医院就诊，超声检查：双侧颌下腺区域低回声团块病灶。病理检查：（双侧颌下）考虑淋巴上皮病变（Warthin 瘤可能）。

【查体】双侧颌下肿物，呈鸡蛋大小，左侧较右侧大。舌质红，苔微黄腻，脉弦滑。

【西医诊断】双侧瘤化性颌下腺炎。

【中医诊断】痄腮（痰包）。

【证型】痰瘀互结证。

【治法】化痰散瘀，软坚散结。

【处方】

（1）内服方

玄参20g	牡蛎20g	夏枯草20g	山慈菇20g
猫爪草20g	牛蒡子10g	连翘15g	法半夏10g
陈皮10g	甘草6g	茯苓12g	鹿衔草20g
肿节风20g	僵蚕10g	桔梗20g	

7剂

（2）血府逐瘀胶囊　口服，6粒/次，2次/日。

2018年7月8日：患者双侧颌下肿物大小较前消退；舌质红，苔微黄，脉弦。嘱继守原方14剂。

2个月后随诊，双侧肿物基本消退，未诉不适。

【按语】颌下腺炎为临床常见病，分为慢性颌下腺炎和急性颌下腺炎，慢性颌下腺炎多因导管的阻塞和狭窄导致颌下腺逆行性炎症，常与涎石并发，临床表现主要为单侧或双侧颌下腺肿大、触痛明显，部分患者伴有腮腺炎。西医学治疗本病以抗感染为主，但仍容易复发。本病属于中医学的"疭腮"范畴。多因为感受风温邪毒，主要病机为邪毒壅阻少阳经脉，与气血相搏，凝滞耳下腮部。治疗当以清热解毒、软坚散结为主。《外科正宗》有云："痰包，乃痰饮乘火流行，凝注舌下，结如匏肿，绵软不硬，有碍言语，作痛不安……"故本病病程缠绵，多为痰邪凝聚，久病必瘀，所以此类患者一般痰瘀互结证型多见。

本患者主要病机为痰瘀互结，内聚于颌下，故生肿物。故予以化痰散结之中药内服，并配合血府逐瘀胶囊。方中玄参清热养阴；猫爪草、肿节风化痰散结、解毒消肿；山慈菇、夏枯草、牡蛎软坚散结；鹿衔草祛风除湿、活血化瘀；僵蚕祛风定惊、化痰散结；牛蒡子、连翘疏风散热、利咽消肿；陈皮、法半夏燥湿化痰；茯苓健脾燥湿；桔梗引药上行；甘草调和诸药。全方共奏祛风除湿、化痰散结之效。在内服中药的基础上口服中成药血府逐瘀胶囊以活血化瘀，二者合之可行活血化痰散结之效。

（吴允波）

三、其他疾病

胃炎

案1　孙某某，女，22岁。2019年7月25日就诊。

【主诉】胃胀伴反酸水1年。

【现病史】患者胃脘胀满伴反酸水，纳食欠佳，食后则胀，口臭，喜冷饮，有烧心及辣感，大便干结，3~4天1次，白带呈黄褐色，会阴疼痛不适。

【查体】腹部膨胀鼓起如瓜，舌淡红，苔微黄，脉细弦。

【西医诊断】胃炎。

【中医诊断】痞满。

【证型】湿热阻胃证。

【治法】清热化湿，和胃消痞。

【处方】

苍术 10g	厚朴 10g	陈皮 10g	甘草 6g
莱菔子 30g	乌贼骨 12g	瓦楞子 12g	桂枝 10g
蒲公英 20g	法半夏 10g	茯苓 10g	枳实 8g
竹茹 6g	黄连 6g	柴胡 10g	白术 10g
车前子 10g	荆芥 10g	木香 10g	砂仁 10g
红枣 3 枚	生姜 3 片		

10 剂

2019年8月21日二诊：患者诉治疗后，胃胀较前缓解，无不适感，多食后稍有胀感，大便1~2日1次，无烧心感。舌淡红，苔微黄，脉细弦。

苍术 10g	厚朴 10g	陈皮 10g	甘草 6g
莱菔子 30g	乌贼骨 12g	瓦楞子 12g	桂枝 10g
蒲公英 20g	法半夏 10g	茯苓 10g	枳实 8g
竹茹 6g	黄连 6g	柴胡 10g	白术 10g
车前子 10g	荆芥 10g	木香 10g	砂仁 10g
红枣 3 枚	生姜 3 片	连翘 15g	

10 剂

2019年9月17日三诊：患者胃胀基本缓解，食后无胀感，大便日行1次，小便正常。舌红，苔微黄，脉细弦。嘱继守原方10剂。

3 个月后随诊，未诉不适，饮食、睡眠如常。

【按语】痞满是由于中焦气机阻滞，脾胃升降失职，出现以脘腹满闷不适为主症的病证。痞满的病名首见于《内径》,《素问·至真要大论》说："太阳之复，厥气上行……心胃生寒，胸膈不利，心痛痞满"。对其病因病机，中医学认为多为饮食不节、情志失调、药物所伤等引起中焦气机阻滞、脾胃升降失常所致。脾胃同居中焦，脾主运化，胃主受纳，共司饮食水谷的消化、吸收与输布；脾主升清，胃主降浊，一升一降则气机条畅。上述病因的出现，均可影响到胃，并涉及脾、肝，使中焦气机不利、脾胃升降失职，而发痞满。

本例患者属湿热阻胃证，治当清热化湿、和胃消痞。方以苍术、厚朴、砂仁、陈皮、木香行气健脾燥湿，莱菔子消食除胀，枳实、柴胡理气导滞消胀，乌贼骨、瓦楞子、竹茹抑酸止呕，蒲公英清胃脘灼热，黄连苦降泄热和中，荆芥辛开苦降，半夏和胃燥湿，茯苓、车前子、白术健脾利水，桂枝、干姜温阳行气，连翘清热解毒，大枣补脾和胃，甘草调和诸药。全方行气健脾、消痞和胃，使气机条畅，胃安则自舒。喻老师嘱患者应节制饮食，勿暴饮暴食，同时饮食宜清淡，忌肥甘厚味、辛辣生冷之品。注意精神调摄，保持乐观开朗，心情舒畅。

（吴允波）

案2　章某某，女，66 岁。2019 年 4 月 4 日来诊。

【主诉】胃脘作痛 10 余年。

【现病史】胃脘部疼痛 10 余年，大便糟粕、食物不消化，怕冷。曾于某附院、北京某医院治疗无效果。

【查体】某附院胃镜：非萎缩性胃炎伴糜烂；中度肠上皮化生。舌质淡，苔腻，脉细弦。

【西医诊断】胃炎。

【中医诊断】胃脘痛。

【证型】脾虚湿滞证。

【治法】补脾和胃，除湿化滞。

【处方】

黄连 5g	法半夏 10g	蒲公英 15g	莱菔子 20g
山楂 15g	莪术 10g	炒麦芽 20g	炒谷芽 20g
鸡内金 10g	神曲 20g	茯苓 12g	连翘 12g
茵陈 10g	柴胡 10g	甘草 6g	枳壳 10g

| 白芍 12g | 细辛 3g | 花椒 5g | 乌贼骨 15g |

7 剂

2019 年 4 月 11 日复诊：患者表示现在只有偶尔腹痛，吃东西也不痛，原来不能吃水果现在已可以吃了，怕冷也好多了，大便仍然糟粕。舌质淡，苔白，脉细弦。原方加干姜 10g、大枣 3 枚，7 剂。

2019 年 8 月 28 日三诊：患者诉目前症状均有好转，无腹痛，饮食可，大便正常日一行，怕冷明显好转。舌质淡，苔白，脉细弦。

黄连 5g	法半夏 10g	蒲公英 15g	莱菔子 20g
山楂 15g	莪术 10g	炒麦芽 20g	炒谷芽 20g
鸡内金 10g	神曲 20g	茯苓 12g	连翘 12g
柴胡 10g	甘草 6g	枳壳 10g	白芍 12g
细辛 3g	花椒 5g	乌贼骨 15g	乌梅 10g
干姜 6g	大枣 3 枚		

15 剂

2019 年 9 月 13 日四诊：患者精神状况良好，自诉无明显不适症状。嘱患者注意日常饮食调护。

【按语】胃痛是临床常见脾胃疾病之一，其发病率随着近年来人们生活节奏的加快、饮食作息的不规律，有明显升高之势，其以胃脘部疼痛为主要症状，并常伴有反酸、呕吐、食欲不振等伴随症状。中医学对于本病的发生，必责之于脾胃，且与饮食所伤、寒邪停滞、气机瘀阻密切相关，《景岳全书·心腹痛》便记载"胃脘痛病，多有因食、因寒、因气不顺"。

本例患者多由先天脾胃虚弱，又加后天饮食不节，脾胃受伤，水湿停滞，酿湿生痰，阻于脾胃经络，以致脾胃经络不通，正是《临证指南医案·胃脘痛》所谓"不通则痛"。脾胃受损，则难以运化水谷，故大便糟粕含未消化的食物。由于本病发病日久，患者脾胃湿邪郁久化热，而本身却阳虚畏寒，已成寒热错杂之势，现以脾胃虚损为本，湿邪阻滞为标，故治疗上以补脾和胃、除湿化滞为根本大法。方以法半夏燥湿理气健脾；再配山楂、莱菔子、炒谷芽、炒麦芽、神曲、鸡内金等健脾消食和胃之药，以补益脾气；补脾和胃之余，加枳壳行气化滞，使静中有动、补而不滞；并予黄连、蒲公英、茵陈清利脾胃之湿热；而患者素来体虚畏寒，又加细辛、花椒以通阳散寒，以平调寒热；更加白芍、乌贼骨以止痛治本。喻老师强调，胃脘痛病需注意平日饮食生活习惯，避免油腻辛辣生冷，并保持良好的精神状态。

（张全辉）

案3　章某某，女，38 岁。2019 年 7 月 11 日初诊。

【主诉】反胃干呕伴腹胀不适 1 年。

【现病史】患者自诉近 1 年来胃部不适，常欲呕吐，吐则无物，饥时胃中反酸嘈杂，但无胃痛，腹胀不舒，松解裤带时些许缓解；平时口干喜热饮，但饮不解渴，恶食生冷，食则欲吐；平素大便无常，或 1 周难解，或日行多次，便质常稀薄，偶成形，常便前腹痛，便后痛减；精神差，纳差食少，眠一般，偶头晕、心慌。

【查体】患者双腿伸直时右下腹有痛感，脐旁轻压痛。舌质红，苔白腻，脉细数。

【西医诊断】慢性胃炎。

【中医诊断】胃脘痛。

【证型】寒热错杂证。

【治法】苦降辛通，化滞和中。

【处方】

法半夏 10g	甘草 6g	陈皮 10g	茯苓 12g
枳实 6g	竹茹 6g	黄连 6g	干姜 10g
蒲公英 30g	白术 10g	白芍 10g	大枣 3 枚
莱菔子 30g	柴胡 10g	太子参 15g	连翘 15g
天麻 10g	防风 10g		

14 剂

2019 年 7 月 25 日二诊：服上方后不腹胀，反酸好转，仍有反胃干呕，食欲欠佳，眠可，乏力，二便调；舌质淡，苔白腻，脉细。治法同前。

苍术 10g	厚朴 10g	陈皮 10g	甘草 6g
藿香 10g	紫苏梗 10g	蒲公英 15g	炒白术 10g
炒白芍 12g	防风 10g	法半夏 10g	枳实 6g
竹茹 6g	干姜 10g	太子参 15g	莱菔子 30g
天麻 15g	栀子 6g	木香 10g	砂仁 10g

14 剂

2019 年 8 月 18 日三诊：服上方后食欲可，反胃呕吐基本好转，有矢气，头晕乏力明显消减，口干减轻，二便调；舌质淡，苔白腻，脉细。治法同前。

太子参 15g	炒白术 10g	茯苓 12g	甘草 6g
广木香 10g	砂仁 10g	莱菔子 20g	神曲 20g
蒲公英 20g	苍术 10g	厚朴 10g	陈皮 10g

| 炒白芍 12g | 防风 10g | 法半夏 10g | 枳实 6g |
| 竹茹 6g | 干姜 10g | 紫苏梗 10g | 天麻 10g |

14 剂

2019 年 8 月 22 日四诊：患者食欲佳，胀气、反胃、口干等诸症悉平；舌质淡，苔白，脉细。继续守上方 12 剂后各症状均好转，随访半年未复发。

【按语】 慢性胃炎系指由多种原因引起的胃黏膜慢性炎症和（或）腺体萎缩性病变。病因主要与幽门螺旋杆菌（Hp）感染密切相关。我国成年人的感染率比发达国家明显要高，感染阳性率随年龄增长而增加，胃窦炎患者感染率一般为 70%~90%。其他原因如长期服用损伤胃黏膜的药物，主要为非甾体抗炎药；十二指肠液反流，其中胆汁、肠液和胰液等可减弱胃黏膜屏障功能，使胃黏膜发生炎症、糜烂和出血，引起胃壁血管扩张、炎性渗出而使慢性炎症持续存在。此外，酗酒和长期喝浓茶、咖啡等可导致胃炎。中医学将慢性胃炎称为"胃脘痛""胃痞"。中医学对于慢性胃炎很早就有独到的见解及论述，如《黄帝内经》中首次论述了胃痞，有"痞""满""痞满""痞塞"之称。《素问·太阴阳明论》谓："饮食不节，起居不时，阴受之。阴受之则入五脏，入五脏则腹满痞塞。"古往今来历代先贤们在临床实践中，发现胃痞病在临床上多见寒热错杂证。因脾为太阴湿土，阴中之至阴，喜燥而恶湿，其病多易虚，虚易生寒；胃为阳明燥土之腑，喜润而恶燥，其病多易实，实则生热。且气郁、痰阻、食积等积于胃脘化为热邪，常致热痞；外感寒邪、饮食生冷、脾胃虚寒等内外因素常引起寒痞。朱丹溪曰："病得之稍久则成郁，久郁则蒸热，热久必生火。"寒热二者相互影响、相互转化，故而本病临床多见寒热错杂之证。治宜平调寒热，复脾胃升降之功；重视调肝，整体调护。

本例患者因素体虚弱，加之外感寒邪、饮食生冷等，而胃喜润而恶燥，其病多易实，实则生热，久之寒热错杂；脾胃为气机升降之枢纽，气机不畅，易结为中焦痞证。故治宜消补兼施、寒热并调，方可中其病机而达良效。方用半夏归脾胃肺经，辛温燥湿、消痞散结而为君；黄连苦寒泄热以清泄中焦；干姜辛热燥烈以温中散寒、健运脾阳；配以大枣、人参（因方中人参与莱菔子相恶，故代以太子参）甘温益气以补中焦；陈皮、白术能疏通三焦气机，健脾燥湿，湿去气行则中焦运化得以通畅；柴胡、防风疏肝行气，使得肝气舒而郁热除；莱菔子、枳实、竹茹消食化滞、和胃止呕；佐以蒲公英、连翘清热，天麻平肝潜阳。临证变通，诸药相合，共达平调寒热、攻补兼施、调和肝脾、和胃止呕之效，使得气机通畅、寒热平调、阴阳调和，诸症自除，乃深得"用其法而不泥其方"之精髓。

（张全辉）

案4 周某，男，40岁。2018年6月2日就诊。

【主诉】胃部隐痛、反酸伴腹胀2周。

【现病史】患者于2周前饮食辛辣食物后出现胃部隐痛不适，病情逐渐加重，饮食后即想拉大便，大便成节段样；全身乏力，无厌油，睡眠尚可，多梦，小便黄。当地县中医院电子胃镜示：非萎缩性胃炎并胃窦部疣状改变。病理提示：胃窦黏膜轻度慢性炎症伴轻度肠上皮化生，Hp（－）。

【查体】神志清，精神一般，心肺无异常，腹部轻度膨胀，未见胃肠型蠕动波，腹水征阴性，无压痛反跳痛。舌质淡红，苔白，脉弦数。

【西医诊断】慢性胃炎。

【中医诊断】胃脘痛。

【证型】湿热中阻证。

【治法】清热化湿，理气和胃。

【处方】

黄连 6g	枳实 12g	竹茹 6g	法半夏 10g
陈皮 10g	甘草 6g	茯苓 12g	苍术 6g
厚朴 10g	白芍 12g	防风 10g	蒲公英 10g
乌贼骨 10g	神曲 20g	石斛 20g	连翘 15g
			10 剂

2018年6月12日二诊：上诉症状好转，未诉有腹胀、反酸，纳眠可。

枳实 12g	石斛 20g	法半夏 10g	白术 6g
陈皮 10g	甘草 6g	厚朴 10g	苍术 6g
茯苓 12g	白芍 12g	山楂 10g	连翘 15g
黄芪 20g	神曲 20g	竹茹 6g	蒲公英 10g
			10 剂

2018年6月26日三诊：患者诉病情基本好了，近段时间无胃部不适症状。舌质淡红，苔白，脉弦数。嘱继守上方加生地15g、南沙参15g，共7剂。

1个月后随诊，诉治疗后未见任何不适，饮食睡眠正常。

【按语】慢性胃炎，是一种多种原因引起的胃黏膜炎症性疾病，发生于胃黏膜层里的淋巴细胞和浆细胞。可分为萎缩性胃炎和非萎缩性胃炎，其后期可出现胃黏膜固有腺体萎缩和化生。西医学认为本病病因与感染幽门螺杆菌、自身免疫性疾病、遗传因素等相关。慢性胃炎属中医学"腹痛""胃脘痛"等范畴。《素问·痹论》中说："饮食自倍，肠胃乃伤。"《灵枢·邪气脏腑病行》指出："胃病者，腹膜胀，胃脘当心而痛。"此两处分别论述了胃痛的病因及胃痛发生部位。其病因病机多与寒邪、脾胃虚弱、饮食、肝气犯胃等致胃气阻滞不通，或寒湿日久化热，湿热郁滞而不通则痛；胃失濡养，不荣则痛。其发生机制为：由于外感风寒、湿热之邪，损伤脾胃，胃气壅滞，升降失司，胃失和降，不通则痛，表现为胃痛突然发作，疼痛剧烈，拘急冷痛、得温则减，或喜热饮、反酸等；或因饮食不节、过饱过饥，损伤脾胃，脾胃运化功能下降，饮食积滞于胃部，不通则痛，表现为胃脘疼痛、胀痛，按压时疼痛明显，呕吐胃内容物后疼痛减轻，或因矢气而痛减；或因情志郁郁、闷闷不乐、忧思恼怒，伤肝伤脾，肝失条达，气机不畅，肝失疏泄，横逆犯胃，气滞日久可致胃络血瘀，不通则痛，表现为胃脘胀痛，烦躁易怒，喜长叹息，矢气则痛减；又因脾胃失养、脾胃虚弱，气血生化不足，或中阳不足致不荣则痛，表现为胃脘隐痛，绵绵不休，喜温喜按，大便溏稀或干。

　　本病病证为湿热中阻，治以清热化湿、理气和胃。方中枳实、苍术、厚朴行气除满、健脾化痰，使脾胃气机通畅；竹茹、法半夏、陈皮、茯苓健脾化湿，使脾胃运化功能增强；黄连、蒲公英、石斛、连翘清热解毒、散结清热；白芍柔肝止痛；神曲消食和胃；防风祛风、行气；甘草调和诸药、和胃护胃。若寒邪较重可加香附、乌药、高良姜等温热药；伴有饮食积滞，可加山楂、莱菔子等消食药。喻老师认为，本病易反复发作，饮食上要特别注意，饮食规律，不要进食辛辣、刺激、冷菜剩菜等伤胃食物，不宜吸烟、喝酒，夏天不宜过度饮食冷品及吹空调等，多锻炼加强体质，养成良好生活习惯尤为重要。

（吴允波）

结肠炎

侯某某，女，30 岁。2018 年 8 月 22 日来诊。

【主诉】结肠炎 5 年余。

【现病史】患者查出结肠炎 5 年余，腹痛胃痛，怕冷，不能吃生冷食物，洗澡必须热水，腹痛拒按，口服某附院的西药美沙拉嗪肠溶片、双歧三联，不服用则腹泻，服用则便秘，大便有黏液，排便后不适感减轻。

【查体】舌质淡，苔白腻，脉细。

【西医诊断】结肠炎。

【中医诊断】泄泻。

【证型】脾虚湿滞证。

【治法】健脾行气，化湿祛浊。

【处方】

陈皮 10g　　　　　白术 10g　　　　　白芍 12g　　　　　防风 10g

甘草 6g	党参 15g	干姜 10g	蒲公英 15g
鱼腥草 20g	莪术 12g	茯苓 15g	法半夏 10g
连翘 15g	莱菔子 20g		

7 剂

2018 年 8 月 30 日复诊：患者表示肚子仍有些痛，仍怕冷，症状较前减轻，仍继续口服西药治疗，大便日行 1~2 次，未见黏液，大便量多。舌质淡，苔白腻，脉细。原方加佩兰 10g，嘱患者再服 12 剂。

2018 年 9 月 15 日三诊：患者大便日行 2~3 次，消化不良，解出食物残渣，肚子胀。舌质淡，苔白腻，脉细。一诊去蒲公英、鱼腥草、莪术，加神曲 20g、山楂 20g、谷芽 20g、麦芽 20g、枳实 12g，嘱患者再进 14 剂。

2018 年 10 月 1 日四诊：患者结肠炎经治疗，现情况良好，大便无食物残渣，大便日行 1~2 次，口不干。舌质淡，苔白腻，脉细。三诊方再加莪术 10g、山香圆叶 10g、黄连 6g、竹茹 6g，嘱患者再进 7 剂。

2018 年 10 月 8 日五诊：患者自觉服药后情况好转，大便正常，排便时偶有腹痛。舌质淡，苔白腻，脉细。守上四诊方再予 7 剂。

【按语】结肠炎，是一种慢性非特异性炎症性肠病，可累及直肠、结肠，表现为肠黏膜糜烂、溃疡、肉芽组织隆起，部分患者亦有发展成癌变，患者往往会有腹痛、脓血便、腹泻等症状。目前西医学对其成因尚不明确，现今临床上治疗结肠炎一般采用氨基水杨酸制剂、免疫制剂、激素类药物进行治疗，但不良反应大，病程长，需长期使用，且复发率高，给患者造成极大的生理及精神负担。中医学将结肠炎归为"泄泻""肠澼""久痢""休息痢"等范畴，中医学认为，泄泻的发生，与脾关系最为密切，明代《景岳全书·泄泻》之中便有记载："泄泻之本，无不由乎脾胃，盖胃为水谷之海，而脾主运化，使脾健胃和，则水谷腐熟，而化气化血，以行荣卫……脾强者，滞去即愈；脾弱者，因虚所以易泻。"表明泄泻的发病首先责之于脾，泄泻所成，往往是以湿邪为患，所谓湿盛则飧泄，而湿邪黏滞，阻滞气机，再碍脾胃运化，并使得本病缠绵难愈，久久不去。

本例患者脾虚为甚，而又为虚寒体质，脾阳不足，脾虚无以制水，体内水湿泛滥，发为泄泻；湿邪阻滞气机，经络不通；不通则痛。治疗上首以健脾行气、化湿祛浊为法。先以白术、陈皮、党参、茯苓、防风、法半夏健脾行气燥湿；配白芍柔肝止痛，以缓腹痛；再搭配蒲公英、鱼腥草，为治疗肠病之要药；与干姜相合，寒热并用，补脾阳而又解毒；最后加莱菔子、莪术行气通滞，气机得通，腹痛自解。以此方为基础，喻老师多次调整，有效改善患者症状，终收获良好效果。

（张全辉）

腰痛

张某某，男，48岁。2019年3月3日来诊。

【主诉】腰痛4年余。

【现病史】患者4年前开始腰痛，初时腰间隐隐作痛，后逐渐加重，伴腰酸无力感，怕冷，睡眠质量差，多梦。

【查体】舌质淡，舌根处有瘀斑，苔白，脉弦滑。

【西医诊断】腰痛。

【中医诊断】腰痛。

【证型】肝肾亏虚证。

【治法】补益肝肾，化瘀通络。

【处方】

刀豆壳30g	续断15g	狗脊15g	伸筋草15g
络石藤15g	秦艽12g	独活10g	熟地30g
蚕沙30g	泽兰10g	香附10g	台乌10g
川芎10g			

14剂

2019年3月17日复诊：患者诉腰痛情况较前明显减轻，腰酸无力感好转。舌质淡，苔白，脉弦滑。嘱患者以原方继续服用7剂，巩固疗效。

2019年3月25日三诊：患者腰痛症状进一步好转，腰部无力感基本消失；舌质淡，苔白，脉弦滑。原方加生地10g、白芍10g、白术10g，再进14剂。

2019年4月10日四诊：患者诉腰痛症状继续好转，睡眠质量明显提高。舌质淡，苔白，脉弦滑。守方7剂。

【按语】腰痛是一种临床常见病，近年来发病率居高不下，现代人生活节奏加快，生活方式不健康，常久站久坐，因而腰痛的发生也趋于年轻化、频繁化。西医学对于腰痛主要是关注腰肌劳损、腰椎间盘突出、腰椎骨质增生等器质性病变。中医学对腰痛有较早的认识，如《素问·刺腰痛》对腰痛载道："足太阳脉令人腰痛，引项脊尻背如重状；少阳令人腰痛，如针刺其皮中，循循然不可以俯仰、不可以顾"。而早在数千年之前，中医学便对腰痛的成因有了清晰而全面具体的认识，如《证治准绳·杂病》之中曾记载，腰痛"有风、有湿、有寒、有热、有闪挫、有瘀血、有滞气、有痰积，皆标也；肾虚，其本也"。言明腰痛病的形成与众多因素有关，既有外感风寒湿热，又有瘀血阻滞、外伤闪挫，甚至痰饮阻滞。腰痛之为病，与肝肾两脏关系密切。肝主筋，肾主骨，肝肾精气不充，无以濡养筋骨，而成腰痛；肾虚贯穿腰痛始终，为其根本，《素问·六节藏象论》曰："肾者主蛰，封藏之本，精之处也，其充在骨"。

　　本例患者可能先天禀赋不足，又加后天劳倦过度，肾精耗伤，肾气不充，正所谓"腰为肾之府"，肾气亏虚，则腰府不充，导致腰府不荣则痛。所以治疗上必以补益肝肾为大法，再兼化瘀通络。方以续断、狗脊补益肝肾、强筋骨壮腰膝；再予伸筋草、蚕沙、络石藤通经活络；加秦艽、独活通痹止痛；合刀豆壳、香附、泽兰行气通络；再予川芎化瘀活血行气，台乌温肾散寒，熟地填精益髓。诸药合用，肝肾得补、腰府得充、瘀滞得化，则腰痛必除。喻老师强调，腰痛作为常见病，成因多种多样，虽然如此，但治疗上总以肝肾为主线，以活血化瘀为原则，虽万变而不离其宗，故遣方用药抓住此要点，结合具体情况，分析其病因病机，定能收获良好疗效。

（张全辉）

脑梗死

　　朱某某，男，55岁。2019年8月12日来诊。

【主诉】头晕、头痛2年，加重伴肢体无力1年。

【现病史】患者2年前无明显诱因出现间断性头晕、头痛，无恶心呕吐等症状，偶有胸闷，视物模糊，治疗不详。1年前，患者上述病情加重，且出现双上肢麻木，四肢酸软无力，语言表达不清，口角流涎。无关节痛，无肌肉痛，纳可，乏力嗜睡，大便日一行，小便平。素有糖尿病病史。

【查体】舌暗红，苔黄腻，脉细数。

【西医诊断】轻度脑梗死（脑缺血）。

【中医诊断】中风。

【证型】气虚血瘀证。

【治法】补气化痰，活血通络。

【处方】

赤芍10g	川芎10g	当归10g	干地龙10g
生黄芪30g	桃仁10g	红花10g	三七5g
钩藤10g	茯苓12g	菊花10g	桑白皮12g
竹茹6g	法半夏10g	陈皮10g	甘草6g
枳实6g	瓜蒌12g	黄连6g	薤白12g
			14剂

2019年9月5日二诊：患者糖化血红蛋白6.9%，血糖8.38 mmol/L，空腹血

糖 6.59 mmol/L。症状均有改善，精神可，眠可。舌暗红，苔黄腻，脉细数。守方加刀豆壳 20g、杜仲 10g，10 剂。

2019 年 9 月 19 日三诊：患者精神差，神疲，腰稍有不适。舌暗红，苔薄黄，脉细数。

法半夏 10g	陈皮 10g	甘草 6g	茯苓 12g
枳实 6g	竹茹 6g	黄连 6g	肉桂 5g
五味子 10g	干姜 6g	大枣 3 个	酸枣仁 30g
楮实子 30g	瓜蒌皮 12g	太子参 15g	麦冬 12g
蒲公英 20g	神曲 20g	刀豆壳 30g	菟丝子 30g
			15 剂

2019 年 10 月 3 日四诊：患者精神可，血糖控制可，疲劳改善，睡眠好转。舌暗红，苔薄黄，脉细数。守方加莱菔子 30g、石斛 20g，予 15 剂。

【按语】脑梗死是一种由多因素所造成的脑局部动脉粥样硬化，从而引起动脉完全闭塞或狭窄，脑组织出现缺氧、缺血及坏死情况，进而导致神经功能缺损的脑疾病。其特点是多发生于中老年人群，发病、致残、致死率皆高。脑梗死发作后一般会有各种后遗症，脑梗死后遗症的发作是由于血液黏滞度增加、血小板聚集等血液流变学变化，以及脑血管内动脉粥样硬化斑块堵塞血管，造成脑部血流受阻，脑组织继而出现缺血缺氧，产生过多的自由基，导致大脑皮层、脑神经组织受损，出现一系列以偏瘫、语言障碍为表现的临床症状。合并有糖尿病、冠心病、肺部感染、尿路感染等的患者，更容易发生脑梗死后遗症。中医学认为，本病属于"卒中""中风"范畴，中医学对中风很早就有了清晰的认识。《东垣十书》谓："中风……乃气血闭而不行，此最重痰"；《医林改错》记载道："凡遇是症，必细心究之……辨经络之通滞""气血虚者，多由经络瘀滞所致，化痰滞，可偏枯除"；朱丹溪在《丹溪心法》提出"中风大率主血虚有痰，治痰为先，次养血活血"。通过古往今来历代医家各个学说的继承和发展，目前主要认为本病病位在脑；与心、肝、脾、肾密切相关；病理因素为风、火、痰、瘀。

本例患者久病之下，阴阳失调，气血逆乱，上犯于脑，故症见头晕、头痛。久病正气不足，载气者为血、运血者为气，气虚不能行血，以致脉络瘀阻，又有风邪入侵，故治疗上以补气化痰、活血通络为主。重用黄芪补益气血，气旺则血行；当归活血通络而不伤血，以赤芍、川芎、桃仁、红花、三七协同当归活血祛瘀；陈皮、薤白行气活血；地龙力专善走，周行全身，以行药力；患者舌苔黄腻，以竹茹、瓜蒌清热化痰，加菊花、黄连、桑白皮清热除火，又合枳实、茯苓、法半夏燥湿化痰；最后以钩藤息风，甘草调和诸药。纵观全方，标本兼治，配伍灵活。

（张全辉）

头痛

廖某某，女，53 岁。2017 年 12 月 1 日来诊。

【主诉】持续性头痛 3 个月余。

【现病史】患者持续性头痛 3 个月余，患者曾于某县人民医院行右鼻肿瘤手术治疗（具体不详）。现头痛呈持续性，白天夜晚 24 小时都痛，不头晕，纳少，大便 3~4 天 1 次，形如羊屎，睡眠差。

【查体】舌尖红，苔薄黄，脉浮数。

【西医诊断】头痛。

【中医诊断】头痛。

【证型】风热头痛证。

【治法】疏风清热和络。

【处方】

川芎 10g	荆芥 10g	防风 10g	辛夷 10g
白芷 10g	薄荷 10g	甘草 6g	羌活 10g
细辛 3g	石上柏 15g	石见穿 15g	蒲公英 30g
枇杷叶 10g	桑白皮 12g	杭菊 10g	厚朴 10g
枳实 12g	虎杖 12g		

10 剂

2018 年 12 月 12 日复诊：患者服上方后，头痛减轻，但仍有持续性头痛；大便 3~4 天 1 次；舌红，苔黄腻，脉数。

黄连 6g	枳实 12g	竹茹 6g	法半夏 10g
陈皮 10g	甘草 6g	茯苓 12g	川芎 12g
荆芥 10g	防风 10g	细辛 3g	白芷 10g
薄荷 10g	羌活 10g	石上柏 15g	石见穿 15g
蒲公英 30g	辛夷 12g	栀子 6g	

10 剂

2019 年 1 月 6 日复诊：患者头痛进一步好转，头痛减轻。以二诊方再予 10 剂。

2019 年 1 月 15 日复诊：患者头痛基本消失。嘱患者避风寒慎起居。

【按语】头痛可作为一个症状单独出现，亦可见于多种疾病过程中。头痛一般是指头颅上半部的疼痛，引起头痛的原因很多：颅内病变、癫痫病等可引起头痛；

颅脑损伤后出现脑水肿、感染等也可引起头痛；鼻部和眼部病变也可引起头痛。头痛患者可能伴有恶心、呕吐、眩晕、视力障碍等症状。中医学对头痛的认识很早。头痛一证首载于《内经》，在《素问·风论》中称为"首风""脑风"，并指出外感与内伤是头痛发生的主要病因。《伤寒论》中论及太阳、阳明、少阳、厥阴均有头痛的见证，此因三阳经脉俱上聚于头，厥阴经亦会于巅顶，故邪客诸经，诸经上逆，发为头痛。李东垣认识到外感与内伤均可引起头痛，将头痛分为伤寒头痛、湿热头痛、血虚头痛、气血两虚头痛等，还提出了太阴头痛和少阴头痛，为头痛的分经用药提供条件。外邪中以风邪为主，因风为阳邪，"伤于风者，上先受之""巅高之上，唯风可到"。但"风为百病之长"、六淫之首，常夹寒、湿、热邪上袭。若风夹寒，寒为阴邪伤阳，清阳受阻，寒凝血滞，络脉绌急而痛；若夹热邪，风热上炎，侵扰清空，气血逆乱而痛；若夹湿邪，湿性黏滞，湿蒙清阳，头为"清阳之府"，清阳不布，气血不畅而疼痛。外邪所致头痛，其病机如《医碥·头痛》所说："六淫外邪，惟风寒湿三者最能郁遏阳气，火暑燥三者皆属热，受其热则汗泄，非有风寒湿袭之，不为害也。然热甚亦气壅脉满，而为痛矣"。内伤头痛多由于七情过极、饮食不节、先天禀赋不足或内伤不足。

本例患者多因起居不慎、坐卧当风，感受风热外邪上犯于头，清阳之气受阻，气血不畅，阻遏络道而发为头痛。方中川芎善治少阳经头痛（头项两侧痛），羌活善治太阳经头痛（后脑、前额痛），白芷善治阳明经头痛（眉棱、额骨痛），均为主药；荆芥、薄荷、防风、辛夷升散上行，疏散上部风邪；石见穿、石上柏、桑白皮、虎杖、蒲公英清热解毒；茯苓、厚朴健脾燥湿；枳实破气消积、化痰散痞；枇杷叶清热降逆；甘草和中益气、调和诸药，使升散不致耗气。诸药合用，共奏疏风止痛之功。

（张全辉）

疲劳综合征

刘某某，男，23岁。2020年11月14日来诊。

【主诉】乏力易疲劳10余年。

【现病史】患者从小就乏力易疲劳，行进要休息一下才能走，从小手足冰凉，夜间睡着后多汗（手足部汗出），有时感觉腰部很凉，胃纳一般，全身乏力，精神状态不好，大便日一行。

【查体】患者手足部汗出，舌质淡，苔白，脉细数。

【西医诊断】疲劳综合征。

【中医诊断】虚劳。

【证型】脾胃气虚证。

【治法】补中益气，调理脾胃。

【处方】

生黄芪 20g	白术 10g	陈皮 10g	升麻 10g
柴胡 10g	太子参 12g	当归 10g	法半夏 10g
甘草 6g	茯苓 10g	广木香 10g	砂仁 10g
红曲 6g			

7剂

2020年11月21日复诊：患者表示目前怕冷症状稍好，疲劳有所改善，手足冰凉症状减轻，手足出汗症状缓解。舌质淡，苔白，脉细数。守方再予以7剂。

2020年11月28日三诊：患者怕冷症状进一步好转，疲劳症状也大为改观，精神状态较前明显改善，手足出汗好转。嘱患者在原方基础上再服用7剂。

2020年12月5日四诊：患者表示现在精神状态好，行走正常，不易出现疲劳感，不怕冷。嘱患者注意锻炼，保持良好生活作息，避免劳累。

【按语】疲劳综合征，是一种原因未明的以慢性的、持续性的疲劳为特征的疾病，常规检查无明显异常，但患者往往伴有低热、咽喉疼痛、肌肉疼痛等症状。现代人生活压力大，精神负担重，加之生活污染严重，环境恶劣或起居作息极其不规律，现阶段疲劳综合征的发病率逐年升高，且在年轻群体中尤为明显，本病的发病也主要以中青年为主。西医学对于其发病机制的研究不够深入，发病机制尚不明确，主流学术观点认为，其主要与内分泌、免疫、精神因素以及遗传因素相关。中医学对于疲劳综合征认识较早，将疲劳综合征归于"虚劳""不寐""卑惵""郁证"等范畴，《华氏中藏经》曰："劳者，劳于神气也；伤者，伤于形容也"。中医学认为虚劳的出现，与先天禀赋不足、情志损伤、饮食不节、久病损伤等均有关系，主要表现为气虚、血虚、脏腑虚弱，在脏与肝、脾、肾密切相关。肝主藏血，血虚则脏腑形体失养，失去其滋养而表现出虚证；脾居中土，为气血生化之源，脾气充盛，功能正常，则气血充盛，生命活动得以正常进行；肾主藏精，精血同源，精血互化，先天之精充养脏腑，后天气血资助百骸，相辅相成，相须为用。失其任何一方都无法达到正常的生命需求。

本例患者疲劳多年，脾气虚弱，气血不充，脾虚无以运化，气血弱无以充养形骸、无以温煦肉体，故而体弱怕冷而汗出、易感疲倦。治疗上当以补中益气、调理脾胃为根本原则。方以黄芪为首，补中益气、固表止汗；加太子参、白术、甘草以健脾补气；再予陈皮、木香、砂仁以行气，使其达到补而不滞之效；又以法半夏、茯苓健脾祛湿；最后以升麻、柴胡相配升阳温煦。诸药合用，取得良好疗效，最终治愈患者多年顽疾。

（张全辉）

月经不调

案 1 李某某，女，43 岁。2017 年 10 月 9 日来诊。

【主诉】月经推迟 2 年余。

【现病史】患者于 2 年前出现月经紊乱，今年近 2 个月未来月经，后来来月经后出现月经量多，随后又出现 2 个月未来月经。感乳房胀痛，烦躁怕热，纳可，眠一般，大便日一行。

【查体】患者神志清，精神尚可，心、肺、腹无异常。舌质淡，苔黄，脉细。

【西医诊断】月经不调（月经推迟）。

【中医诊断】月经后期。

【证型】肝郁脾虚、气血两虚证。

【治法】疏肝健脾，补益气血。

【处方】

川芎 10g	生地 20g	牡丹皮 10g	制香附 20g
菟丝子 20g	柴胡 10g	白芍 20g	当归 12g
丹参 15g	益母草 15g	红花 10g	酸枣仁 25g
栀子 6g	合欢皮 30g	黄柏 15g	墨旱莲 15g
夜交藤 12g	仙茅 12g	淫羊藿 12g	紫河车 10g

7 剂

2018 年 8 月 11 日二诊：患者诉去年口服中药后来月经，近来又有 2 个月未来月经，烦躁怕热，睡眠尚可。舌质淡红，苔薄，脉细。

生地 20g	牡丹皮 10g	制香附 20g	菟丝子 20g
柴胡 10g	白芍 20g	当归 12g	丹参 15g
益母草 15g	红花 10g	酸枣仁 25g	夜交藤 12g
栀子 6g	合欢皮 30g	墨旱莲 15g	当归 12g
川芎 10g	菟丝子 10g	杜仲 10g	

7 剂

2018 年 8 月 26 日三诊：患者诉口服中药物后来月经，经量基本正常。继守方 15 剂。

2 个月后随诊，患者诉月经基本正常，未诉不适。

【按语】月经不调又称月经失调，是一种常见的妇科病，表现为月经周期或出血量的异常，或是月经前、经期时腹痛，病因可能是器质性病变或是功能失常。西医学认为本病多与精神因素、环境因素、营养状况、体质因素、药物因素等相关。中医学又将月经不调分为"月经先期""月经后期""月经先后不定期"，其中月经后期的病因病机可归纳为：多与肝、脾、肾关系紧密，其病机分为虚实，虚证有肾虚、血虚，实证有血寒、气滞、痰瘀，同时也可为脾气虚、血瘀。从肝、脾、肾三脏进行论述，可分析为：肝主疏泄，疏泄正常则全身气机畅达，肝失条达则气机郁结、疏泄失利，郁而发病，日久血脉瘀滞，可见月经后期；若肝气郁滞，横逆犯脾，脾运化功能下降，不能正常运化水液，则致痰湿积滞，出现冲任失调，气血瘀滞，致经血不按时出现。症见：月经后期，量少，乳房胀痛，情志抑郁，舌淡胖苔白腻，脉弦滑。肾水为肝木之母，母亏则子亦虚，肾阴不足以滋养肝阴，致使肝藏血不足，阴阳失衡，龙雷之火妄动，阳浮于上。症见：月经后期，量时多时少，或夹血块，腰膝酸软，急躁易怒，眩晕耳鸣，潮热盗汗，心悸失眠，舌红苔少，脉弦细。

　　本例患者属肝郁脾虚、气血两虚证，治当以疏肝健脾、补益气血为先。方中当归、白芍、生地补血养血，兼以养阴；川芎、丹参、红花、牡丹皮、益母草理气活血、化瘀调经；紫河车、淫羊藿、墨旱莲温肾固精、滋补肾精；酸枣仁、合欢皮、夜交藤安神养神、疏肝解郁以助睡眠；制香附、菟丝子、柴胡疏肝通经、补益肝肾以调冲任；栀子、黄柏、仙茅清热除湿。全方合用，使肝气调达，气机通畅，补益脾胃，湿得除、血得补。喻老师表示，月经不调是妇科常见病，月经推迟多见于体质虚弱、情志抑郁者，故加强锻炼、调畅情志、充足睡眠也很重要。

（吴允波）

案2　揭某某，女，16 岁。2018 年 6 月 20 日就诊。

【**主诉**】月经淋漓不尽 1 个月。

【**现病史**】患者月经淋漓不尽 1 个月，每日量多，月经常推迟，经血暗黑。神疲气短，经常咳嗽，在当地吃中药无效。

【**查体**】患者面色苍白，四肢不温。舌淡，苔微黄腻，脉细。

【**辅助检查**】性激素六项（黄体期）：卵泡生成素 5.23 IU/L、雌二醇 43 pg/mL、孕酮 0.46 ng/mL。

【**西医诊断**】月经不调。

【**中医诊断**】崩漏。

【**证型**】脾虚不摄证。

【**治法**】健脾益气，固冲止血。

【处方】

白术 10g	苍术 10g	陈皮 10g	党参 15g
甘草 6g	白芍 12g	车前子 10g	柴胡 10g
炒荆芥 12g	怀山 12g	香附 10g	

7 剂

2018 年 7 月 4 日二诊：患者自诉服药后月经干净，无其他不适。舌红，苔薄，脉细。

白术 10g	党参 12g	生黄芪 20g	茯苓 12g
甘草 6g	广木香 6g	菟丝子 15g	熟地 15g
川芎 6g	白芍 6g	当归 10g	柴胡 10g
香附 10g	陈皮 10g		

7 剂

2018 年 7 月 17 日三诊：患者诉服药后，月经规律。舌红，苔薄，脉细。守二诊方加大枣 3 枚、生姜 3 片。

白术 10g	党参 12g	生黄芪 20g	茯苓 12g
甘草 6g	广木香 6g	菟丝子 15g	熟地 15g
川芎 6g	白芍 6g	当归 10g	柴胡 10g
香附 10g	陈皮 10g	大枣 3 枚	生姜 3 片

7 剂

半年后随诊，患者诉现在月经很正常。

【按语】 经血非时而下，或阴道突然大量出血，或淋漓下血不断者，称为"崩漏"。若经期延长达 2 周以上者，应属崩漏范畴，称为"经崩"或"经漏"。崩，始见于《内经》，《素问·阴阳别论》云："阴虚阳搏谓之崩"。漏，始见于《金匮要略方论》，该书"卷下"云："妇人有漏下者，有半产后因续下血都不绝者，有妊娠下血者"。《济生方·卷六》说："崩漏之病，本乎一证。轻者谓之漏下，甚者谓之崩中。"其病因病机，中医学认为与肾虚、脾虚、血热、血瘀相关。若耗伤精血，则肾阴虚损，阴虚内热，热伏冲任，迫血妄行，以致经血非时而下；或命门火衰，肾阳虚损，冲任不固，不能制约经血，亦致经血非时而下，遂成崩漏；或患者素体脾虚，中气下陷，冲任不固，血失统摄，非时而下，遂成崩漏；火热内盛，热伤冲任，迫血妄行，非时而下；瘀阻冲任，血不循经，非时而下，发为崩漏。

本例患者属脾虚证，脾虚气不摄血；治当健脾益气、固冲止血。方以白术、黄芪、党参健脾益气以摄血；菟丝子益肾养血、酸收止血，熟地、当归、川芎、白芍合为四物汤，补血养血、活血调经；木香、香附、柴胡行气解郁；陈皮、茯苓行气健脾；生姜、大枣健脾和胃；甘草调和诸药。全方健脾益气以摄血，行气以活血而不留瘀，共奏健脾益气、固冲止血之效，加以补血养血。喻老师认为，崩漏之后应调理脾胃，化生气血，使之康复。嘱患者重视经期卫生，加强锻炼，以防复发，其次调饮食增营养，再适劳逸畅情怀。

（吴允波）

浅表神经炎

毕某某，男，47 岁。2019 年 7 月 11 日就诊。

【主诉】双下肢麻木僵硬伴疼痛 2 个月余。

【现病史】患者于 2 个月前右小腿出现冰冷、麻木、僵硬，并逐渐加重，并波及右下肢。现右小腿下段怕冷、麻木僵硬，右膝关节晨起疼痛，影响行走；左大腿外侧受风或受凉感麻木、怕冷，行走尚可；双足底右灼热感，但触摸温度正常。心情烦躁。

【查体】神清，精神可，双下肢感发热，皮温升高，双脚较底感觉障碍，轻度影响行走。舌质红，苔微黄，脉数。

【西医诊断】①浅表神经炎；②坐骨神经分支炎症。

【中医诊断】痹证。

【证型】风湿痹阻、经络不通证。

【治法】祛风化湿，通络止痛。

【处方】

茯苓 15g	金银花 15g	紫花地丁 10g	川牛膝 10g
车前子 10g	板蓝根 10g	茜草 10g	紫草 20g
白茅根 20g	独活 10g	秦艽 12g	防风 10g
细辛 3g	当归 10g	乌梢蛇 15g	广木香 10g
虎杖 10g	台乌 10g	麻黄 10g	桑寄生 12g
蚕沙 30g	熟地 10g	川芎 10g	

14 剂

2019 年 7 月 25 日二诊：患者诉上症有好转，怕冷减轻，麻木及僵硬较前改善，行走自如，仍稍有怕风，双脚板较凉。舌质淡红，苔微黄，脉细弦。查尿酸：442.8 mmol/L；风湿四项（－）；抗核抗体（－）。脊椎核磁共振显示：胸椎轻度骨质增生。嘱守上方加伸筋草 15g、络石藤 15g，14 剂。

2019 年 8 月 8 日三诊：患者诉症状明显改善，疼痛大有减轻，活动良好，但左右摆动时仍有轻微疼痛，仍有怕风，双足底冰冷好些。舌质红，苔微黄，脉细弦。

独活 10g	秦艽 12g	桑寄生 12g	防风 10g
细辛 3g	当归 10g	川芎 10g	熟地 10g
赤芍 10g	山茱萸 15g	伸筋草 15g	络石藤 15g
生黄芪 30g	炒白术 10g	乌梢蛇 15g	茜草 12g
虎杖 12g	蚕沙 30g	台乌 10g	

14 剂

2019 年 10 月 10 日四诊：患者诉症状基本消退，现稍有怕风，余症可。嘱守方继服 14 剂，巩固疗效。

2 个月后复诊，患者诉疼痛基本消退，生活不影响。

【按语】浅表神经炎，西医学认为本病病因复杂，多与体质、生活习惯、年老等因素有关。中医学将坐骨神经痛称为"痹证""腰腿痛"等。早在《黄帝内经·素问直卷》中就有相关论述："痹病久不去，则逾年矣。故骨痹不已，至冬夏感于邪，则内舍于肾。"隋代巢元方在《诸病源候论》中对本病做出明确论述："其伤人也，但痛不得按抑，痛处揵卒无热。"其病因病机可归纳为：《太素·痹论》中曰"风寒湿等，各为其病，若三气杂至，合而为一，病称为痹"；《类经·疾病类》中又述"风寒湿三气杂至，则壅闭经络，气血不行，而病为痹"。此两篇论述了本病的病因病机多与风、寒、湿有关，若三种邪气杂合起来侵袭人体，则易发生痹证。由于地域湿气较重，或久涉水冒雨、劳累后汗出过多又受风，衣服经常湿冷则容易感受寒湿之邪而得病。当人体感受寒湿，又复感风邪，寒湿日久，闭阻经络，使经络不通，不通则痛；或寒湿蕴积日久，郁而化热，转为湿热，流注膀胱经脉而发腰腿痛；或因跌仆损伤、体位不正、腰部用力不当、摒气闪挫均可引发本病；腰为肾之府，乃肾之精气所溉之域，如先天禀赋不足、后天失养或劳役伤肾，肾精亏损，无以濡养筋脉而发腰腿痛。风寒湿热的痹阻不行，常因肾虚而客，否则虽感外邪，亦不致出现腰痛。

本患者病属风湿痹阻、经络不通证，治以祛风化湿、通络止痛。方中乌梢蛇、独活、秦艽、防风、台乌、虎杖祛风除湿、养血和营、活络通痹；茯苓、车前子、白茅根清热利湿、利尿，使湿邪从小便除；麻黄辛散，使汗孔开，又可利尿消肿；金银花、紫花地丁、川牛膝、板蓝根、茜草、紫草凉血解毒，使血中瘀毒得解；当归补血，防气血伤太过。方中诸药合用，使经络得通、湿热得除、气血得行。喻老师认为本病病程缠绵，故日常生活中，应养成良好生活习惯，不要久坐、久躺或劳累过度，饮食上要营养丰富等。

（吴允波）

肺部感染

案1 徐某某，女，62岁。2018年1月6日来诊。

【**主诉**】咳嗽、全身无力7天。

【**现病史**】患者7天前因着凉出现咳嗽咳痰，痰黏难咯，声粗，伴有胸闷憋气、易汗出。

【**查体**】双肺部听诊可闻及湿啰音，胸片示肺纹理增多。舌红，苔黄腻，脉滑弦。

【**西医诊断**】肺部感染。

【**中医诊断**】咳嗽。

【**证型**】痰热壅肺证。

【**治法**】清热化痰，宣肺平喘。

【**处方**】

麻黄6g	杏仁10g	甘草6g	法半夏10g
瓜蒌皮12g	黄连6g	枇杷叶10g	桑白皮12g
白茅根20g	桔梗6g	牛蒡子10g	陈皮10g
茯苓12g	百部10g		

3剂

2018年1月9日复诊：患者咳嗽较前缓解，胸闷消失，出汗量较前减少；舌质红，苔黄，脉细。继守方7剂。

1个月后随诊，患者诉上次复诊服药后诸症完全消失。

【**按语**】肺部感染临床表现多为咳嗽、咳痰、发热。西医以抗生素治疗为主，但易耐药。中医学理论认为其病因病机在于痰浊停聚于体内，或外邪侵袭肺系，或温热发病后，热邪袭肺，或风寒之邪入里化热，炼液成痰，郁肺壅堵，致肺失宣肃，津液不调，阻遏气道，终致肺气不宣，而出现咳嗽咳痰。

本患者为痰热壅肺证，以清热解毒、宣肺化痰、止咳平喘为治疗原则。方中麻黄、杏仁宣肺降气平喘；枇杷叶清肺止咳、降逆止呕；黄连、枇杷叶、桑白皮清热平喘；桔梗、百部止咳、祛痰、宣肺；瓜蒌、半夏清热化痰、宽胸散结；茯苓健脾渗湿，可杜生痰之源。全方共用，达到清热化痰、宣肺平喘之效。本病多与身体免疫力相关，应加强体育锻炼，生活作息力求规律。

（吴允波）

案2 梅某某，女，56岁。2018年4月16日来诊。

【**主诉**】咳嗽咳痰伴右侧胸痛 3 个月余。

【**现病史**】患者诉 3 个月前因受凉后出现咳嗽，咳吐黄痰，喘促，胸闷胸痛，呈持续性，右侧更明显；无恶寒发热，无汗，有时头晕；腰痛，左侧双腿下蹲时有牵拉感，左腿及小腿后侧有放射性刺痛或麻木感，大便不规律，时日行 1~2 次，时 2~3 日一行；小便正常，纳差，食生冷后胃脘部不适，无恶心呕吐，无反酸嗳气；夜寐差，多梦易醒。

【**特殊检查**】胸部 CT：两肺下叶高密度影，不完全除外炎症；冠状动脉钙化。腰椎 CT：腰椎退行性变；L_3/L_4、L_4/L_5 及 L_5/S_1 椎间盘轻度膨出。舌质红，苔黄干，脉弦滑。

【**查体**】肺部听诊可闻及湿啰音，直腿抬高加强试验（－）。

【**西医诊断**】①肺部感染；②腰椎间盘突出症。

【**中医诊断**】肺咳。

【**证型**】热毒蕴肺、痰瘀互结证。

【**治法**】清热化痰，活血通络止痛。

【**处方**】

金荞麦 20g	法半夏 10g	瓜蒌皮 12g	麻黄 6g
杏仁 10g	生甘草 6g	黄连 6g	丹参 12g
天麻 10g	羌活 10g	钩藤 10g	伸筋草 15g
络石藤 15g	刀豆壳 20g	辛夷 6g	川芎 10g
山香圆叶 10g			

15 剂

2018 年 5 月 6 日复诊：患者诉胸痛减轻，咳嗽咳痰好转，腰部不适明显改善，活动可，大便不正常，小便调，纳可，夜寐安。舌质红，苔黄腻，脉弦滑。胸部 CT：右下肺叶感染可能；冠状动脉钙化。前方加枳实 12g、竹茹 6g、陈皮 10g，15 剂。

2018 年 5 月 21 日复诊：患者诉无胸痛，无咳嗽咳痰，腰部不适明显好转，活动可，大小便正常，纳可，夜寐安。舌质红，苔黄腻，脉弦滑。胸部 CT：冠状动脉钙化。守方再予 7 剂。

2018 年 5 月 29 日患者复诊：患者肺部感染症状已全部消失，情况良好。

【**按语**】肺部感染是指由于细菌、不典型病原体等致病微生物引起的肺泡、远端气道和肺间质的感染性炎症，是呼吸系统的常见病。中医学文献中并无"肺部感染"之名，但中医学很早就对肺病有所认识，至今已有两千余年的历史，在我国目前发现的最早的甲骨文中就有呼吸系统疾病的记载。追溯战国至明代的中医学文献，与肺部感染相关的病名有"肺热病""风温""肺胀""肺实热"等；在唐宋以前大多以"肺热病"命名；明清医家将其归入温病范畴，尤多以"风温肺热病"命名。由此可见，肺部感染根据其发病特点及证候表现属中医学"风温""肺热病""咳嗽""肺胀""肺实热"等范畴。本病是在内伤的基础上，复因劳逸失度、情志不遂、饮酒饱食，或外邪侵袭等触发引起发热、咳嗽等肺卫表证，如《寿世保元·肺痈》记载："盖因调理失宜，劳伤血气，风寒得以乘之。寒生热，风亦生热，壅积不散，遂成肺痈"；或因痰热素盛，灼伤肺脏，气分热毒侵淫及血，热伤血脉，血为之凝滞，以致热壅血瘀，蕴酿成痈，血败肉腐化脓。治疗上以清热化痰、活血通络止痛为主。本方重用金荞麦以清热解毒、活血消痈；辛夷散寒解表；法半夏、瓜蒌皮、麻黄、杏仁清热化痰；黄连、山香圆叶清热解毒消痈；丹参、川芎活血祛瘀；天麻、羌活、伸筋草、络石藤、刀豆壳舒筋通络止痛；钩藤息风；甘草调和诸药。纵观全方，标本兼治，配伍灵活。

（张全辉）